胆と膵 38巻臨時増刊特大号

胆膵EUSを極める
―私ならこうする(There is always a better way)―
企画：糸井 隆夫（東京医科大学消化器内科学分野）

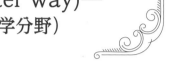

診 断

ラジアル型EUS標準描出法	萬代晃一朗ほか
コンベックス走査型EUSによる標準描出法	佐藤 愛ほか
超音波内視鏡の進歩	
直視コンベックス型EUS標準描出法	岩井 知久ほか
造影EUS	今津 博雄ほか
EUSエラストグラフィ	大野栄三郎ほか
胆膵疾患に対するEUS-FNA	
―われわれはこうしている―	石田 祐介ほか
EUS-FNA 私はこうする	花田 敬士ほか
EUS-FNA―私はこうする―	蘆田 玲子ほか
EUS-FNA―私はこうする―	良沢 昭銘
EUS-FNA―私はこうする―	菅野 敦ほか
EUS-FNA―パターン別 穿刺困難例を克服―	佐藤 高光ほか
EUS-FNA 私ならこうする―確実で臨床に即した	
組織細胞診をめざして―	深見 悟生ほか

治 療

膵炎に伴う膵および膵周囲液体貯留に対するドレナージ術	
（含 ネクロセクトミー）―私はこうする―	入澤 篤志ほか
膵周囲液体貯留（PFC）ドレナージ	
（含むネクロセクトミー）―私はこうする―	金 俊文ほか
膵周囲液体貯留（PFC）ドレナージ	
（含ネクロセクトミー）―私ならこうする―	向井俊太郎ほか
術後再建腸管症例に対する肝内胆管ドレナージ術	
（HGS, HJS）―私はこうする―	塩見 英之ほか
肝内胆管ドレナージ（HGS, HJS）―私はこうする―	伊佐山浩通ほか
肝内胆管ドレナージ（HGS, HJS）―私はこうする―	小倉 健ほか
EUSガイド下肝外胆管ドレナージ	
（EUS-guided choledochoduodenostomy：EUS-CDS）	
―私はこうする―	原 和生ほか
遠位胆管狭窄に対するEUS-CDS	
―われわれはこうする―	伊藤 啓ほか
EUSガイド下順行性ステンティング	田中 麗奈ほか
胆管ランデブー	岩下 拓司ほか
胆管結石除去術	土屋 貴愛ほか
胆嚢ドレナージ―私はこうする―	三長 孝輔ほか
胆嚢ドレナージ―私はこうする―	辻 修二郎ほか
EUSガイド下膵管ドレナージ―私はこうする―	原 和生ほか
EUSガイド下膵管ドレナージ	糸井 隆夫ほか
膵管ランデブー	矢根 圭ほか
EUSガイド下腹腔神経叢ブロック―私はこうする―	安田 一朗ほか
癌性疼痛に対する腹腔神経叢ブロック	
―私はこうする―	石渡 裕俊ほか

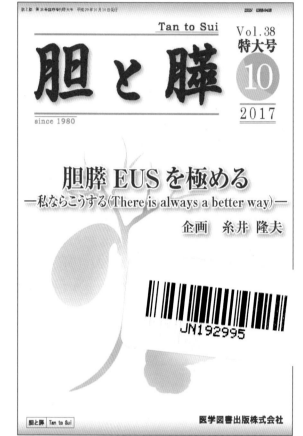

定価（本体5,000円＋税）
ISBN：978-4-86517-237-9

【座談会】

EUSを極める
―教育法と今後の動向―

糸井 隆夫（司会），入澤 篤志，
安田 一朗，良沢 昭銘，
潟沼 朗生，土屋 貴愛

詳しくは▶URL：http://www.igakutosho.co.jp　または、医学図書出版 で 検索

医学図書出版株式会社

〒113-0033 東京都文京区本郷2-27-18（本郷BNビル2階）
TEL：03-3811-8210　FAX：03-3811-8236
URL：http://www.igakutosho.co.jp
E-mail：info@igakutosho.co.jp

胆と膵

Tan to Sui　April 2018

4

特集 Precision medicine をめざした
胆道・膵悪性腫瘍ゲノム医療の最前線

企画：山口　武人

膵・胆道悪性腫瘍の分子診断から治療への動向	永瀬　浩喜	299
胆道癌のゲノム・遺伝子異常	柴田　龍弘	305
次世代シークエンサーを用いたがん関連遺伝子解析の課題	横井　左奈	313
膵癌・胆囊癌におけるリキッドバイオプシーを用いたがん遺伝子解析	西尾　和人ほか	319
血中マイクロRNA測定による膵癌・胆道癌の早期診断	松﨑潤太郎ほか	323
EUS-FNA検体を用いた膵癌ゲノム解析の現状と課題	須藤研太郎	327
ヒト膵癌オルガノイド培養を用いた薬剤感受性評価の展望	上野　康晴ほか	333
がん遺伝子パネル検査におけるクリニカルシーケンスカンファレンスの役割 　―膵癌における免疫チェックポイント阻害剤の可能性―	金井　雅史ほか	339
膵癌・胆道癌に対するクリニカルシーケンス 　―SCRUM-Japanの取り組み―	大場　彬博ほか	343
網羅的がん遺伝子検査を用いた胆道・膵癌個別化医療の実践	林　秀幸	349
膵癌・胆道癌のリスク因子：環境要因と遺伝要因	岩崎　基	359

症例	診断に難渋しEUS-FNAを施行した膵リンパ上皮囊胞の1例	増田　智成ほか	367
症例	術前DIC-CTおよび術中胆道造影により副交通胆管枝を確認し安全に 　腹腔鏡下胆囊摘出術を施行した胆囊結石症の1例	荒井　啓輔ほか	373
症例	主膵管全体に進展するintraductal papillary mucinous neoplasmに対し 　膵全摘術を施行した1例	鈴木　優美ほか	377
症例	膵管不完全癒合の腹側膵管尾側端に発生した 　intraductal papillary-mucinous carcinoma（IPMC）の1例	佐藤　辰宣ほか	381

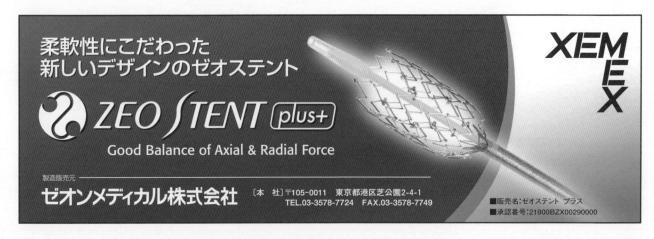

Tan to Sui (Japan)

Vol. 39 No. 4   April 2018

CONTENTS

Theme of This Month : Frontline of Genomic Medicine for Pancreatobiliary Malignant Tumors Aiming to "Precision Medicine"
Planner : Taketo Yamaguchi

Molecular Diagnosis and Therapy of Pancreaticobiliary Cancer ···································· 299
Hiroki Nagase

Molecular Genomic Landscape of Biliary Tract Cancer ···································· 305
Tatsuhiro Shibata

Unresolved Points in Analysis of Cancer-related Genes Using Next-generation Sequencer ···· 313
Sana Yokoi

Cancer Genetic Analysis of Liquid Biopsy in Pancreatic Cancer and Gallbladder Cancer ······· 319
Kazuto Nishio et al

Early Detection of Pancreatic Carcinoma and Cholangiocarcinoma Using Circulating microRNAs ···································· 323
Juntaro Matsuzaki et al

Genomic Analysis Using EUS-FNA Samples in Pancreatic Cancer ···································· 327
Kentaro Sudo

Prospects for Drug Evaluation Using Human Pancreatic Cancer Organoids ···································· 333
Yasuharu Ueno et al

Pivotal Role of Clinical Sequencing Conference in Multiplex Cancer Gene Panel Test ·········· 339
Masashi Kanai et al

Clinical Sequencing for Pancreatic and Biliary Tract Cancer—Activities in SCRUM-Japan— ··· 343
Akihiro Ohba et al

Clinical Implementation of Precision Medicine for Biliary and Pancreatic Cancer ··············· 349
Hideyuki Hayashi

Epidemiology of Pancreatic and Biliary Tract Cancer : Environmental and Genetic Factors ··· 359
Motoki Iwasaki

Case Report

A Case of Lymphoepithelial Cyst of the Pancreas Requiring EUS-FNA Due to Difficulty in Preoperative Diagnosis ···································· 367
Tomonari Masuda et al

Case Report

A Communicating Accessory Bile Duct Diagnosed by Preoperative DIC-CT and Intraoperative Cholangiography During Laparoscopic Cholecystectomy : A Case Report ···· 373
Keisuke Arai et al

Case Report

A Case of Intraductal Papillary Mucinous Neoplasm (Adenoma) of the Pancreas Extending Widely Within the Main Pancreatic Duct Resected by Total Pancreatectomy ···················· 377
Yumi Suzuki et al

Case Report

Intraductal Papillary-mucinous Carcinoma in a Patient with Incomplete Pancreas Divisum ··· 381
Tatsunori Satoh et al

IGAKU TOSHO SHUPPAN Co. Ltd.   2-29-8 Ohta Bldg.   Hongo Bunkyo-ku, Tokyo 113-0033, JAPAN

胃炎・潰瘍治療剤 　　薬価基準収載

マーズレン®S配合顆粒
マーズレン®配合錠0.375ES
マーズレン®配合錠0.5ES
マーズレン®配合錠1.0ES

（アズレンスルホン酸ナトリウム水和物・L-グルタミン製剤）

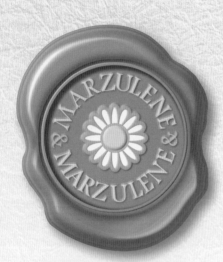

効能又は効果

下記疾患における自覚症状及び他覚所見の改善
胃潰瘍、十二指腸潰瘍、胃炎

用法及び用量

マーズレン® S配合顆粒：
　通常成人1日1.5〜2.0gを3〜4回に分割経口投与する。
　なお、年齢、症状により適宜増減する。
マーズレン® 配合錠0.375ES：
　通常成人1日6〜8錠を3〜4回に分割経口投与する。
　なお、年齢、症状により適宜増減する。
マーズレン® 配合錠0.5ES：
　通常成人1日6錠を3回に分割経口投与する。
　なお、年齢、症状により適宜増減する。
マーズレン® 配合錠1.0ES：
　通常成人1日3錠を3回に分割経口投与する。
　なお、年齢、症状により適宜増減する。

使用上の注意

1. 副作用

二重盲検比較対照試験を含む一般臨床試験1516例中、副作用（臨床検査値の変動を含む）が報告されたのは、11例（0.73％）であった。
症状は、便秘、下痢、嘔気等で、いずれも重篤なものではなかった（マーズレン S配合顆粒の再評価結果時）。

その他の副作用
以下の副作用が認められた場合には、症状に応じて適切な処置を行うこと。

	0.1〜5%未満	0.1%未満	頻度不明[注1]
過敏症[注2]			発疹、蕁麻疹、瘙痒感
肝臓			AST(GOT)、ALT(GPT)、LDH、Al-P、γ-GTP上昇等の肝機能障害

	0.1〜5%未満	0.1%未満	頻度不明[注1]
消化器	悪心、嘔吐、便秘、下痢、腹痛、膨満感	嘔気、胃部不快感	
その他	顔面紅潮		

注1）自発報告において認められた副作用のため頻度不明。
注2）このような場合には投与を中止すること。

2. 高齢者への投与
一般に高齢者では生理機能が低下しているので減量するなど注意すること。

3. 妊婦、産婦、授乳婦等への投与
妊婦又は妊娠している可能性のある婦人には、治療上の有益性が危険性を上回ると判断される場合にのみ投与すること。〔妊娠中の投与に関する安全性は確立していない。〕

4. 小児等への投与
低出生体重児、新生児、乳児、幼児又は小児に対する安全性は確立していない。（使用経験がない。）

5. 適用上の注意
（マーズレン® 配合錠0.375ES、0.5ES、1.0ESのみ）
薬剤交付時：
　PTP包装の薬剤はPTPシートから取り出して服用するよう指導すること。〔PTPシートの誤飲により、硬い鋭角部が食道粘膜へ刺入し、更には穿孔を起こして縦隔洞炎等の重篤な合併症を併発することが報告されている。〕

「効能又は効果」「用法及び用量」「使用上の注意」等、詳細は製品添付文書をご参照ください。

製造販売 寿製薬株式会社
長野県埴科郡坂城町大字上五明字東川原198

販売元 EAファーマ株式会社
東京都中央区入船二丁目1番1号

［資料請求先］EAファーマ株式会社 くすり相談 ☎0120-917-719

2016年4月作成
MAZ・D01A・B5DI・TP

特集

Precision medicine をめざした胆道・膵悪性腫瘍ゲノム医療の最前線

膵・胆道悪性腫瘍の分子診断から治療への動向

永瀬　浩喜[1]

要約：膵臓および胆管・胆嚢癌は，その解剖学的位置や *RAS, p53* 変異といった高頻度の遺伝子変異，外科療法をはじめとする治療法および予後が不良であるといったさまざまな共通点が認められることから，pancreatic & biliary もしくは pancreaticobiliary cancer としてまとめて考えられることが多い。しかし，組織学的には多種多様ながんを含んでいる。最近の治療法や診断法の進歩により予後の改善が望まれるが，最新2009年の全がん協の5年相対生存率統計において，3期4期の進行例でそれぞれ膵癌5.4%，1.3%，胆嚢・胆管癌10.2%，2.7%と非常に予後が悪く，過去の統計と比較してもほとんど改善が認められていない。一方で，2004年の10年生存率をみると5年生存率からの減少が少なく5年生存できた症例には長期予後が期待できることも予測される。現在行われているゲノム情報などの分子遺伝学的な取り組みと，最新の治療法の進歩が今後の個々の治療 precision medicine として生存率向上に向かうことを期待している。本稿では最近の取り組みをかいつまんで概説する。より詳しくは本書の他の総説を参考にしていただきたい。

Key words：膵臓病，胆道癌，分子診断，治療法

は じ め に

　膵臓および胆管・胆嚢癌は無症状で進行し，症状が表れて診断される際には全身状態 PS が必ずしも良好でなく，また胆道のステントやドレナージ処置を要し治療開始が遅れるケースが多い。切除可能な症例には外科手術が第一選択であるが，とくに進行例では残存腫瘍や転移腫瘍により再発し予後不良の転機となる。この改善のために術前後のネオアジュバントやアジュバント治療などが試みられている。切除不能症例には細胞障害性の化学療法が選択されるが，その効果は限定的であり，放射線治療も局所での腫瘍の縮小効果が認められるケースはあるものの長期予後を改善するエビデンスは得られていない。近年のゲノム解析技術の

向上でがんにおけるさまざまな遺伝子変異やエピジェネティックな変化が網羅的に解析され原因遺伝子群の存在が明らかにされてきているが，*KRAS, TP53, P16* そして *SMAD* といった膵癌共通の遺伝子変異はその蛋白高次構造やがん抑制遺伝子としての性質から残念ながら治療薬の開発が困難であり，また他のさまざまな遺伝子変異も複雑に絡み合っており，特定の遺伝子変異やパスウェイに対する分子標的薬の治療効果に関するエビデンスを一つずつ取得することは困難を極める。一方胆管癌および胆嚢癌では分子標的となりえるいくつかの遺伝子変異が発症の部位との相関も含めて報告されており，今後のそれぞれの遺伝子変異やパスウェイに対する分子標的治療薬の有効性の評価が待たれる。加えて，膵臓・胆道癌微小環境のさまざまな関連細胞を含む発がん機構の詳細な解明により，がん免疫療法，幹細胞や間質細胞を標的にした治療法などさまざまな研究が精力的に推進されており，今後の新たな治療法の開発が待たれるところである。さらに，その発症に炎症が関与することが解明されつつある中，感染症や腸内細菌，ヘリコバクター感染そして炎症誘発性化学物質などの発がんへの関与も研究され

Molecular Diagnosis and Therapy of Pancreaticobiliary Cancer

Hiroki Nagase

1）千葉県がんセンター研究所（〒 260-8717 千葉市中央区仁戸名町 666-2）

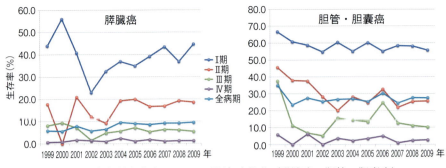
図1 5年相対生存率 ステージ別年次推移（膵臓癌，胆管・胆嚢癌）

ており，これらの研究の中から発症予防の研究への進展も今後期待される。

I．予後不良で治療改善が進まない膵，胆管・胆嚢癌

2016年の地域がん登録全国推計によると，日本人男性の65人に1人が胆嚢胆管癌に罹患し98人に1人が死亡している。膵癌では42人に一人が罹患し52人に一人が亡くなっている。一方女性では63人に一人が胆嚢胆管癌に罹患し98人に一人が亡くなり，膵癌では45人に一人が罹患し60人に一人の命が奪われている。罹患数では5大がんに入らない希少がんである膵癌はがんの死亡者数では女性で第3位，男性で第5位，そして全体でも第4位と着実に浮上し死因では一部の5大がんを凌駕する。胆嚢胆管癌では罹患者数および死亡者数は徐々に減少傾向にあるが，膵癌では年々微増している[1]。図1に全がん協の相対5年生存率の年次推移を病気ごとに示すが，両がん種ともに予後が不良であるとともに治療技術の進歩にも関わらず改善がほとんど認められないことが判る。また10年生存率をみると5年以降はほぼプラトーとなり，治療が成功した症例は長期予後が見込めることも示唆されている[2]。したがって，早期発見や予防，早期の治療そして新たな治療法の開発が共に急務ながん種といえる。

II．早期診断

CA19-9のような腫瘍マーカーや画像診断による早期診断は重要であるが，酵素欠損者や20 mm以下の膵癌は正常組織の混入などでその23%程度はCT画像などでとらえられない[3]などの問題点がある。膵癌の5～10%は家族性であり，P16，BRCA2，PALB2の遺伝子変異が認められる。また，家族歴を有する場合には17.2倍のリスクとなるとの報告もある[4]。喫煙や飲酒といった生活習慣もリスクを上昇させ[5,6]，日本人で喫煙が3.3倍のリスク[7]であり，女性ではより相関するとも報告されている[8]。前がん病変としてのIPMNは，2～8%が約4年から8年の観察期間において膵癌を発症したとの報告もある[9,10]。IPMNだけでなく膵嚢胞の存在が22.5倍の発症リスクを示すとの報告もある[11]。加えて糖尿病はリスクを2倍とし，DM発症後1年以内の症例にとくに膵癌を伴うものが多いと報告されている[12]。高リスクの集団に対する検診を啓発し，早期診断を行う必要性が認識される。

新たな非侵襲性の早期診断の試みとして，血中miRNA[13]やアミノ酸の解析[14]が最近になって注目されており，われわれも血清中の元素解析による診断法を開発中であり新たな非侵襲診断法の開発は急務である。

III．がんゲノム医療

がんゲノム医療拠点病院が選定され本格的に始まろうとしている。標的遺伝子変異に対して治療薬候補が考案され得るアクショナブルな変異が同定されれば治療の可能性が開ける。Cancer Genome Atlas や International Cancer Genome Consortium のような大規模ながんゲノム情報の解析プロジェクトによって各種がんのゲノムプロファイルが明らかになり，膵癌（PDAC）では初期病変から KRAS の変異を伴い，大腸癌の発生・進展で提唱されたように段階を追って遺伝子変異が一つずつ起きる（sequential）のではなく，むしろ一度に多くの遺伝子変異が突然起こり悪性化することが提唱された[15]。膵癌で共通にみられる KRAS, TP53, P16, SMAD の変異に対する治療薬の開発は困難でありいまだに臨床応用されておらず，他の遺伝子変異はその頻度が低くアクショナブルなものは少ない。このためゲノム医療を施しても現状治療は困難であると考えられる。ただし染色体不安定性（chromosomal instability）の存在が指摘されおり，これらの変異症例の一部にはがん免疫治療や合成致死といった治療法に結び付く変異がある可能性は否定でき

ない。

胆管癌では*KRAS*や*TP53*といった共通の変異に加え，比較的頻度が高いアクショナブルな変異が報告されている。また肝内胆管癌では*IDH1/2*や*FGFR2*変異が，さらに肝外胆管癌と胆囊癌では*ERBB2*もしくは*β*カテニンの変異が起きやすいことが報告されている[16]。加えて，*MAPK*や*PI3K/AKT/mTOR*パスウェイなどのように治療法選択につながる可能性がある変異も報告されており，今後のがんゲノム医療の応用が期待される[17]。

IV．がん微小環境

がん細胞は周囲のさまざまな細胞集団と共生し，自らの生存・増殖にとって都合の良い環境を作り出している。例えば，膵癌における間質細胞は薬剤の到達を妨げ腫瘍血流を抑制し薬剤耐性の獲得と腫瘍の悪性化を導くと考えられ，間質細胞を標的にする治療が考案され[18]，マウスモデルを用いた実験からHedgehog阻害剤やクロストークするIGF1Rの抗体薬が有効と考えられたものの，少なくとも単剤の臨床試験ではかえって思わしい成果が得られなかった[19,20]。GEMやnab-paclitaxelとの併用などの複合的な治療での効果が待たれる。しかし，グリコサミノグリカンの一種hyaluronan（HA）を標的にした間質細胞の標的治療は，化学療法との併用でPFSを4ヵ月延長と一定の効果が得られている[21]。胆管癌においてもdesmoplastic stromaが豊富でこれを標的にした治療法が考案されている。膵胆両癌では血管新生促進因子の発現が認められることより，血管新生阻害剤の効果も期待されたが臨床試験では確認できていない[22,23]。免疫抑制系の微小環境を再構築するがん免疫療法（別途後述する）や，癌化への関与が報告されているTumor associated macrophages（TAM）を治療標的[24]，もしくはマクロファージ遊走を阻害するがん治療をわれわれも提唱している[25]。また感染症，腸内細菌の癌化への関与も示唆されており，例えば*H. pylori*は膵炎を誘引しアンモニア，LPS，炎症系サイトカインを上昇させる微小環境と膵，胆管への障害を引き起こすことが知られている[26]。

V．抗がん剤耐性

膵癌および胆管胆囊癌は化学療法に耐性を示し，この深刻な性質が予後不良となる原因の一つでもある。前述の豊富な間質細胞や低血流による低酸素・低栄養

もがん細胞の上皮間葉転換（EMT）や幹細胞化を促し，薬物耐性に寄与すると考えられる。がん幹細胞マーカーとしてCD133，CD24，CD44，CXCR4，EpiCAM，BMI1，ABCG2[high]などがあげられ[27]，間質細胞形成にもがん幹細胞維持にもhedgehogパスウェイが関与し，さらにJAK/STAT，Wnt/β-catenin，Notchシグナルパスウェイといったさまざまな候補標的が考えられる。酸化ストレスに対する生体防御機構であるKeap1-Nrf2経路も，細胞にストレス応答能を賦与することによって膵癌の薬剤耐性やがんの進展にも関与することが示されている[28]。われわれは新規の薬剤耐性調節因子の候補として骨形成因子として知られているRUNX2を見出し，その発現抑制により化学療法耐性膵癌細胞株を感受性とするメカニズムを解明している[29]。

VI．がん免疫治療

免疫チェックポイント阻害剤によるがん免疫治療はScience誌が2013年の「Breakthrough of the year」にノミネートしたがん治療における一大イベントであったが[30]，膵癌（PDAC）においてはCTLA4，PD1/PD-L1のどの抗体単剤でも効果が認められなかった[31]。この原因の一つとして，膵癌は免疫認識性が低くさまざまな免疫回避系を有するためと考えられ，現在さまざまなコンビネーション治療により改善が試みられている。胆管癌では，慢性炎症に伴うCD4およびCD8陽性のT細胞両方が浸潤しCTLA4，PD-L1陽性腫瘍が多く，抗原性が高い腫瘍が比較的多いことより，KEY-NOTE-028の1相試験でも多くがPD-L1陽性腫瘍（48％）であり，全奏効率17％が得られている[32]。

もう一つ注目されるキメラ抗原受容体T細胞療法（CAR T cell therapy）については，固形腫瘍ではT細胞抑制機構やT細胞遊走抑制，密な間質細胞，血流不良状態，さらに非抗原提示腫瘍細胞の存在，腫瘍内不均一性などの問題があると考えられ，実験動物でも有効性が確認されなかった。これらの問題を克服するためにさまざまな取り組みがなされている。例えば，腫瘍局所に複数抗原を認識するCAR-T細胞およびインターフェロン遺伝子刺激因子をリリースするマトリックスを移植することによって，実験動物レベルで抗腫瘍効果がえられた実験が報告されており今後固形腫瘍への応用も期待される[33]。

Ⅶ. DNA 損傷修復機構標的

前述したように膵癌の 5～10％が家族性であり, 少なくともその 17％が *BRCA1/2* 変異を含み[34], 中でも *BRCA2* の変異は膵癌のリスクを 3.5 倍増することが報告されている[35]。BRCA の異常では DNA 二本鎖損傷修復が障害され, PARP などの一本鎖 DNA の損傷修復機構が活性化し補てんしている。その結果, PARP 阻害剤を用いると二本鎖および一本鎖双方の DNA 損傷修復ができなくなることで腫瘍細胞は合成致死となり, 抗腫瘍活性が得られる。実際に少数例ではあるものの GEM, CP と veliparib の第一相試験を PDAC 17 症例 (うち 9 例が BRCA 変異) で実施したところ, 66％の奏効率と 88％で疾患制御が可能であったとの報告がある[36]。したがって, BRCAness と呼ばれる homologous recombination deficiency (HRD) が体細胞変異として 3.9～35％の頻度で起きると報告されている膵癌ケースで[37,32], 今後治療応用され膵胆のがん治療へ応用されることが期待される。

Ⅷ. その他の取り組み

膵癌でもっとも頻度が高い *KRAS* 遺伝子変異を標的とする治療が最も期待されるところであるが, 30 年以上の取り組みにもかかわらずいまだ臨床応用に至る治療薬の開発は行われていない。KRAS G12C 変異に対しては, システイン残基によるアロステリックな変化が低分子阻害剤の結合ポケットを創ることで低分子阻害剤の開発が可能で, この変異のみに対しては治療薬の開発が進んでいる[38]。しかしながら G12C 変異は PDAC の 2％に過ぎず, 一方で G12D/V が 80％以上であることから, これらの変異に対する治療法の開発が待たれる。われわれも膵癌治療法の開発のため KRAS G12D/V を標的とする治療法の開発に取り組んでいる[39]。

自己増幅型のアデノウィルスをがん組織のみに感染させる試みは, *p53* や *RB* の変異株で特異的に増幅する *E1B* や *E1A* の欠損株を用いて取り組まれてきた。これらに免疫賦活等を誘引することでより治療効果を上げる試みも行われており[40], これらについても今後の臨床試験が待たれる。

Ⅸ. ゲノム医療に向けて

胆管・胆嚢癌に比べ膵癌でのゲノム医療が困難であることを前述したが, PDAC の詳細なゲノム解析から

Jones ら[41]は 12 のコアとなるシグナルパスウェイの関与が 67 から 100％の PDAC で同定された。Bailey ら[42]はこの複雑な遺伝子変異を四つのグループに分け, *TP53* と *KDM6A* 変異, *FOXA2/3*, *PDX1* と *MNX1* 変異, *KRAS* に関与する遺伝子群が変異するグループと免疫原性遺伝子変異群に分類した。また, Notta ら[15]は前述したように PDAC の発がんが多段階の段階を踏むものではなく, 一度に多くの変異が急激に蓄積し発症することを発表している。これらの所見は, 上記シグナルや変異およびその下流や上流の重要なノードとなる遺伝子群を標的にすることによる新たな治療法開発の可能性を示唆するが, 一方一度に複数の標的を治療する必要性を示唆しているともいえる。実際に膵癌症例を集約して臨床研究を進めるため, がんゲノム医療として他のがん種で行われているように Stand Up To Cancer-Pancreatic Cancer Dream Team[43]や Cancer Research UK PRECISION-Panc initiative[44]のような取り組みが実施され, multi-arm multi-site umbrella study を将来的に組織し, がん種を超えた共通のゲノム変異をもとにした治療の取り組みにも膵癌患者が参加できるよう企画されている。このような取り組みから今後の新たな標的に対する個々のがんの標的を診断したうえでの precision medicine の発展が待たれる。

紙面の都合上, 本稿は限られた内容に留まるが, ここに取り上げることができなかった研究や取り組みの発展も含めて, もっとも予後不良で死亡者数が増加する膵癌そして胆管胆嚢癌の新規治療法につながり, 一日も早く新たな治療法が患者さんへ届き, 予後が改善してくことを祈念する。

参 考 文 献

1) 冊子「がんの統計 '16」(公益財団法人がん研究振興財団)

2) 全国がん (成人病) センター協議会の生存率共同調査 (2018 年 3 月 20 日 集計) による https://kapweb.chiba-cancer-registry.org

3) Yoon SH, Lee JM, Cho JY, et al.：Small (≤20 mm) pancreatic adenocarcinoma：Analysis of enhancement patterns and secondary signs with multiphasic multidetector CT. Radiology **259**：442-452, 2011.

4) Brune K, Lau B, Paimisano E, et al.：Importance of age of onset in pancreatic cancer kindreds. J Natl Cancer Ins **102**：119-126, 2010.

5) Lucenteforte E, La Vecchia C, Silvermann D, et al.：Alcohol consumption and pancreatic cancer：A pooled analysis in the International Pancreatic Cancer Case-Control Consortium (Panc 4). Ann Oncol

23 : 374-382, 2012.

6) Bosseti C, Lucenteforte E, Siverman DT, et al. : Cigarette smoking and pancreatic cancer : An analysis from the International Pancreatic Cancer Case-Control Consortium (Panc 4). Ann Oncol 23 : 1880-1888, 2012.

7) Lin Y, Tamakoshi A, Kawamura T, Inaba Y, Kikuchi S, Motohashi Y, Kurosawa M, Ohno Y. A prospective cohort study of cigarette smoking and pancreatic cancer in Japan. Cancer Causes Control 13 : 24-254, 2002.

8) Nakamura K, Nagata C, Wada K, et al. : Cigarette smoking and other lifestyle factors in relation to the risk of pancreatic cancer death : A prospective cohort study in Japan. Jpn J Clin Oncol 41 : 225-231, 2011.

9) Maguchi H, Tanno S, Mizuno N, et al. : Natural history of branch duct intraductal papillary mucinous neoplasms of the pancreas. A multicenter study in Japan. Pancreas 40 : 364-370, 2011.

10) Uehara H, Nakaizumi A, chikawa O, et al. : Development of ductal carcinoma of the pancreas during follow-up of branch duct intraductal papillary mucinous neoplasm of the pancreas. Gut 57 : 1561-1565, 2008.

11) Tada M, Kawabe T, Arizumi M, et al. : Pancreatic cancer in patients with pancreatic cystic lesions : A prospective study in 197 patients. Clin Gastroenterol Hepatol 4 : 1265-1270, 2006.

12) Ben Q, Xu M, Ning X, et al. : Diabetes mellitus and risk of pancreatic cancer : A meta-analysis of cohort studies. Eur J Cancer 47 : 1928-1937, 2011.

13) Matsuzaki J, Ochiya T : Circulating microRNAs and extracellular vesicles as potential cancer biomarkers : a systematic review. Int J Clin Oncol 22 : 413-420, 2017.

14) Ihata Y, Miyagi E, Numazaki R, et al. : Amino acid profile index for early detection of endometrial cancer : verification as a novel diagnostic marker. Int J Clin Oncol 19 : 364-372, 2014.

15) Notta F, Chan-Seng-Yue M, Lemire M, et al. : A renewed model of pancreatic cancer evolution based on genomic rearrangement patterns. Nature 538 : 378-382, 2016.

16) Nakamura H, Arai Y, Totoki Y, et al. : Genomic spectra of biliary tract cancer. Nat Genet 47 : 1003-1010, 2015.

17) Verlingue L, Hollebecque A, Boige V, et al. : Matching genomic molecular aberrations with molecular targeted agents : are biliary tract cancers an ideal playground? Eur J Cancer 81 : 161-173, 2017.

18) Olive KP, Jacobetz MA, Davidson CJ, et al. : Inhibition of hedgehog signaling enhances delivery of chemotherapy in a mouse model of pancreatic cancer. Science 324 : 1457-1461, 2009.

19) Catenacci DVT, Junttila MR, Karrison T, et al. : Randomized phase I b/II study of gemcitabine plus placebo or vismodegib, a hedgehog pathway inhibitor, in patients with metastatic pancreatic cancer. J Clin Oncol 33 : 4284-4292, 2015.

20) Fuchs CS, Azevedo S, Okusaka T, et al. : A phase 3 randomized, double-blind, placebo-controlled trial of ganitumab or placebo in combination with gemcitabine as first-line therapy for metastatic adenocarcinoma of the pancreas : the GAMMA trial. Ann Oncol 26 : 921-927, 2015.

21) Hingorani SR, Bullock AJ, Seery TE, et al. : Randomized phase II study of PEGPH20 plus nab-paclitaxel/gemcitabine (PAG) vs A Ginpatients (Pts) with untreated, metastatic pancreatic ductal adenocarcinoma (mPDA). J Clin Oncol 35 : 4008, 2017.

22) Kindler HL, Friberg G, Singh DA, et al. : Phase II trial of bevacizumab plus gemcitabine in patients with advanced pancreatic cancer. J Clin Oncol 23 : 8033-8040, 2005.

23) Zhu AX, Meyerhardt JA, Blaszkowsky LS, et al. : Efficacy and safety of gemcitabine, oxaliplatin, and bevacizumab in advanced biliary-tract cancers and correlation of changes in 18-fluorodeoxyglucose PET with clinical outcome : a phase 2 study. Lancet Oncol 11 : 48-54, 2017.

24) Zhu Y, Knolhoff BL, Meyer MA, et al. : CSF1/CSF1R blockade reprograms tumor-infiltrating macrophages and improves response to T-cell checkpoint immunotherapy in pancreatic cancer models. Cancer Res 74 : 5057-5069, 2014.

25) Terashima Y, Etsuko Toda E, Nagase H, et al. : Targeting FROUNT with Disulfiram Regulates Macrophage 1 Responses in Cancer. Cell sneak peak January 2018.

26) Manes G, Balzano A, Vaira D : Helicobacter pylori and pancreatic disease. JOP 4 : 111-116, 2003.

27) Ajani JA, Song S, Hochster HS, et al. : Cancer stem cells : the promise and the potential. Semin Oncol 42 : S3-S17, 2015.

28) Hamada S, Taguchi K, Masamune A, et al. : Nrf2 promotes mutant K-ras/p53-driven pancreatic carcinogenesis. Carcinogenesis 38 : 661-670, 2017.

29) Ozaki T, Sugimoto H, Nakamura M, et al. : Runt-related transcription factor 2 (RUNX2) attenuates the transcriptional activity as well as DNA damage-mediated induction of pro-apoptotic TAp73 to regulate chemo-sensitivity. FEBS Journal 282 : 114-128, 2015.

30) Couzin-Frankel J : Breakthrough of the year 2013. Cancer immunotherapy. Science 342 : 1432-1433, 2013.

31) Royal RE, Levy C, Turner K, et al. : Phase 2 trial of

single agent ipilimumab (anti-CTLA-4) for locally advanced or metastatic pancreatic adenocarcinoma. J Immunother **33**：828-833, 2010.

32) Bang YJ, Doi T, DeBraud F, et al.：525 Safety and efficacy of pembrolizumab (MK-3475) inpatients (pts) with advanced biliary tract cancer：interim results of KEYNOTE-028. Eur J Cancer **51**：S112, 2017.

33) Smith TT, Moffett HF, Stephan SB, et al.：Biopolymers codelivering engineered T cells and STING agonists can eliminate heterogeneous tumors. J Clin Invest **127**：2176-2191, 2017.

34) Pauff JM, Goff LW：Current progress in immunotherapy for the treatment of biliary cancers. J Gastrointest Cancer **47**：351-357, 2016.

35) Goeppert B, Frauenschuh L, Zucknick M, et al.：Prognostic impact of tumour-infiltrating immune cells on biliary tract cancer. Br J Cancer **109**：2665-2674, 2013.

36) Chai Y：Immuno therapy of biliary tract cancer. Tumour Biol **37**：2817-2821, 2016.

37) Goldstein D, Lemech C, Valle J：New molecular and immunotherapeutic approaches in biliary cancer, ESMO Open. 2017；2：e000152.

38) Ostrem JM, Peters U, Sos ML, et al.：K-Ras (G12C)

inhibitors allosterically control GTP affinity and effector interactions. Nature **503**：548-551, 2013.

39) Hiraoka K, Inoue T, Taylor RD, et al.：Inhibition of KRAS codon 12 mutants using a novel DNA-alkylating pyrrole-imidazole polyamide conjugate. Nat Commun **6**：6706, 2015.

40) Yamamoto Y, Nagasato M, Rin Y, et al.：Strong anti-tumor efficacy of a pancreatic tumor-targeting oncolytic adenovirus for neuroendocrine tumors. Cancer Med **6**：2385-2397, 2017.

41) Jones S, Zhang X, Parsons DW, et al.：Core signaling pathways in human pancreatic cancers revealed by global genomic analyses. Science **321**：1801-1806, 2008.

42) Bailey P, Chang DK, Nones K, et al.：Genomic analyses identify molecular subtypes of pancreatic cancer. Nature **531**：47-52, 2016.

43) Stand Up To Cancer-Pancreatic Cancer Dream Team Progress Update, (n. d.). http://www.standup tocancer.org/progress_reports/dream_team_prog ress_reports_pancreatic. (2018 年 3 月 20 日 閲覧).

44) Home-Precision Panc | Precision Panc, (n. d.). http:// www.precisionpanc.org/. (2018 年 3 月 20 日 閲覧).

* * *

特集

胆と膵 Vol. 39 (4) p.305～311, 2018

Precision medicine をめざした胆道・膵悪性腫瘍ゲノム医療の最前線

胆道癌のゲノム・遺伝子異常

柴田　龍弘[1,2]

要約：胆道癌は，本邦を含めアジアに多い難治がんであり，新たな治療標的の同定が強く望まれている。近年複数のグループから大規模な症例解析が報告され，新規キナーゼ関連融合遺伝子を含め，ドライバー遺伝子の全体像と複数の有望な治療標的が明らかになってきた。また分子解析から明らかとなった免疫チェックポイント分子高発現グループの存在は，胆道癌における免疫調節治療薬の有効性を期待させるものであり，臨床試験とバイオマーカーの開発が期待される。一方胆道癌においても，症例ごとにドライバー遺伝子の多様性がみられることから，症例層別化が効果的な治療選択において必須であり，今後ゲノム医療の実用化が期待される。国際共同研究によって明らかとなった人種間における胆道癌分子分類の多様性は，国際的なグローバル臨床試験を行う際に考慮しなければならない点である。

Key words：FGFR 融合遺伝子，IDH1/2，BRCA1/2，免疫チェックポイント分子，ゲノム医療

はじめに

　胆道癌（biliary tract cancer）は，本邦を含めアジアに多いがんの一つであり，本邦における5年生存率は15%以下と膵癌に次いで予後の悪い難治がんとして知られている。しかしながら国内の年間罹患者が約2万人と希少なため大規模な臨床研究が難しく，他のがん種では承認が相次いでいる分子標的薬について有効性が示されていないアンメットメディカルニーズの高いがんであり，新たな治療標的の同定が強く望まれている。胆道癌は胆管上皮から発生し，発生臓器部位によって肝内・肝門部・肝外胆管癌（cholangiocarcinoma）と胆嚢癌（gall bladder cancer）に大きく分類される。これらは多くの臨床試験ではまとめて扱われているが，部位別に発がん分子機構がどの程度共通しているのか，あるいは異なっているのか，については十分に解明されていない。本稿では，胆道癌の発症や進展にかかわるゲノム異常や遺伝子発現変化について最近の知見を紹介する。

I．胆道癌における包括的な遺伝子異常解析

　Nakamura ら[1]は，日本人胆道癌260症例（肝内胆管癌145例，肝外胆管癌86例，胆嚢癌29例）について世界ではじめて大規模な包括的ゲノム解析を報告した。239ペアについて全エクソン解読を行い，さらに融合遺伝子同定のために160例について全トランスクリプトーム解析を行った結果，胆道癌におけるドライバー遺伝子を32個同定した（図1a）。その結果，TP53（全体の26%），KRAS（18%），ARID1A（11%）がトップ3であり，さらに SMAD4，BAP1，PIK3CA，ARID2，GNAS といった遺伝子が頻度順に並んでいた。多くのドライバー遺伝子は全体の5%以下の症例でみられ，他のがんと同様に胆道癌も症例間で多様なドライバー遺伝子の組み合わせが起こっていることが明らかになった（図1b）。
　さらに Nakamura ら[1]は，ドライバー遺伝子を分子経路ごとに分類した結果，RAS-キナーゼ，TGFβ-

Molecular Genomic Landscape of Biliary Tract Cancer
Tatsuhiro Shibata
1) 東京大学医学研究所ゲノム医科学分野（〒108-8639 港区白金台4-6-1）
2) 国立がん研究センターがんゲノミクス研究分野

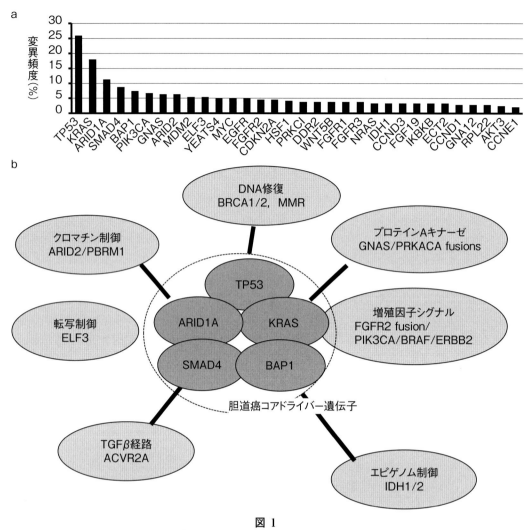

図 1
a：日本人胆道癌におけるドライバー遺伝子
b：胆道癌における主要なドライバー遺伝子とその分子経路[15]

SWI/SNF-MYC, TP53, 細胞周期, エピゲノム制御の五つの経路が胆道癌において重要であることを明らかにし, またこれらの分子経路におけるドライバー遺伝子の分布が発生部位ごとに異なることを報告している（図2）。例えばRAS-キナーゼ経路では膜貫通型キナーゼのうちFGFR遺伝子の異常が肝内胆管癌に多く, 一方でEGFR遺伝子の異常は胆嚢癌に多かった。その下流に位置するRAS遺伝子の異常は, 肝内・肝外胆管癌に多く, PTENやTSC1異常は胆嚢癌に多いといった傾向がみられた。エピゲノム制御関連経路においてはIDH1ならびにBAP1遺伝子異常は肝内胆管癌に有意に多く, SWI/SNF経路においてはARID1B異常が肝外胆管癌に多く, ARID2異常は胆嚢癌に多かった。またTGFβ経路（SMAD4ならびにTGFβレセプター）, SWI/SNFクロマチン制御複合体（ARID1A/1B/2）の異常とMYC遺伝子増幅は相互排他的な関係を示し, 胆道癌においてはこれらの異常はMYC活性化に集約される可能性が考えられた。

Jusakulら[2]は, 国際がんゲノムコンソーシアム（ICGC）において, 胆管癌の解析を担当している日本ならびにシンガポールの共同研究として, 総計10ヵ国から収集された世界最大（総計489症例）の胆管癌について, ゲノム・エピゲノム・遺伝子発現に関する包括的なシークエンス解析（全ゲノム解読71症例・全エクソン解読388症例・SNPアレイによるコピー数解析175症例・メチル化解析138症例・発現解析118症例）を行った。総計32個のドライバー遺伝子が同定されたが, TP53（32％）, ARID1A（17.4％）, KRAS（16.5％）, SMAD4（13％）, BAP1（8.5％）がトップ5であり, これは前述のNakamuraらの報告と一致している。さらに日本人症例コホートでは同定されなかった新たなドライバー遺伝子（ASA1, STK11, SF3B1）や, WNT経路異常（APC, RNF43, AXIN1, CTNNB1, WNT5Bなど）が全体の16％で同定されたと報告している。ま

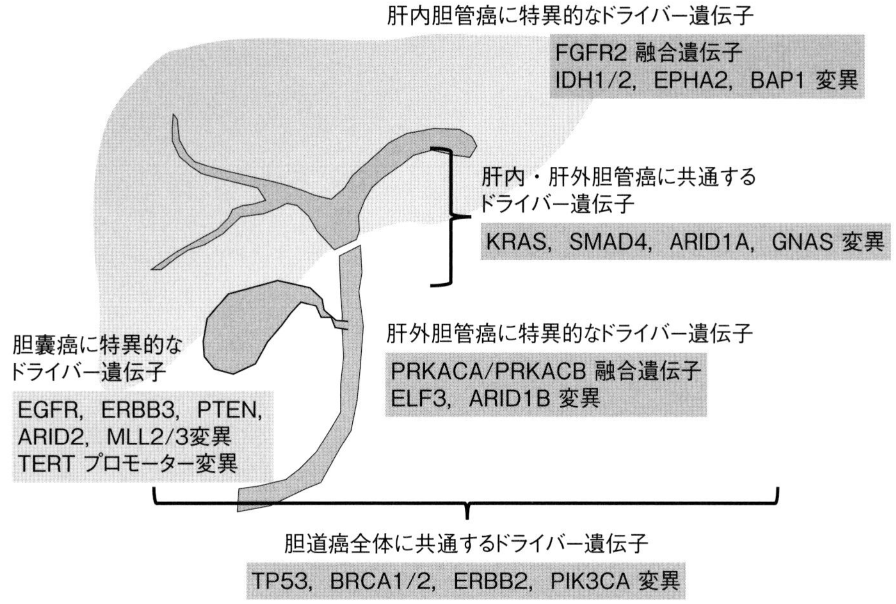

図2 胆道癌部位別におけるドライバー遺伝子の分布

た肝吸虫陽性症例と陰性症例では頻度が異なるドライバー遺伝子が複数存在し，陽性症例ではKRAS，FBXW7，PTENといった遺伝子が，陰性症例ではIDH1，PBRM1，ACVR2Aといった遺伝子が頻度の高いドライバー遺伝子であることが明らかとなった。

胆嚢癌については，Nakamuraらの報告以外に中国のグループから57症例の全エクソン解読の報告がある[3]。TP53（47.1％），ERBB3（11.8％），KRAS（7.8％）がトップ3のドライバー遺伝子であり，加えてEGFR，ERBB2，ERBB3，ERBB4といったErbBファミリーの異常がもっとも広範にみられた。

II．胆道癌症例層別化に有効な治療標的となるドライバー遺伝子

1．FGFR融合遺伝子

FGFR融合遺伝子は胆管癌の約10％の症例でみられるドライバー異常であり，FGFR2ならびにFGFR3融合遺伝子が報告されている[1,2,4〜6]。FGFR2融合遺伝子については，現在までに少なくとも19種類の融合パートナーが同定されているが（図3），これらはすべてFGFR2遺伝子の同一イントロン内で融合しており，同一エクソン（エクソン17）から各融合パートナーへアミノ酸読み枠が変更しない形で結合したタンパク質を形成する。これまで報告されている融合パートナーには二量体あるいは多量体形成にかかわる機能ドメインが含まれており，リガンド刺激がなくても融合FGFR2が二量体を形成し活性化を起こすと考えられ

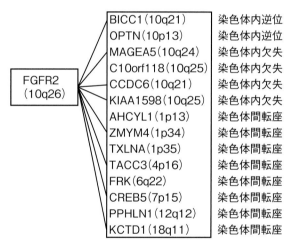

図3 これまでに胆道癌で報告されたFGFR2融合遺伝子

る。また同時にFGFR2遺伝子の3'UTR領域を欠損することで，RNAが安定化し，タンパク発現量が増加するという分子機構も同時に働いていると推測される。実際Jusakulら[2]は，染色体転座によって新たなタンパクの付加ではなく，単にFGFR2遺伝子の3'末端のエクソンが欠失している胆管癌症例を2例報告しており，これらの症例では有意にFGFR2遺伝子の発現量が増加していた。

Araiら[5]は，FGFR2融合遺伝子を導入した細胞株を用いて，低分子FGFR阻害化合物（BGJ398ならびにPD173074）の効果を検討し，FGFR2融合遺伝子の下流シグナルであるMAPK活性化の抑制と軟寒天内でのコロニー形成の減少を報告している。Boradら[7]は，

FGFR2-MGEA5ならびにFGFR2-TACC3融合遺伝子をもつ患者（各1例）に対して，FGFRを含むマルチキナーゼ阻害剤（ponatinib/pazopanib）を投与したところ，腫瘍壊死や縮小といった効果が臨床的に確認されたと報告している。米国ではFGFR2融合遺伝子陽性胆道癌を対象としたFGFR阻害剤の第II相臨床試験が複数開始されており[12]，本邦においても，胆道癌を含めた固形癌に対してFGFR2を標的とした分子標的薬の臨床試験が進められている。

2．IDH1/2（イソクエン酸デヒドロゲナーゼ1/2）

IDH1はエネルギー代謝を担うクエン酸回路における酵素の一つである。IDH1/2遺伝子は脳腫瘍で高頻度な変異が同定され，その後急性白血病や軟骨肉腫といった多様ながんにおいても高頻度な変異が報告されている。Kippら[8]は94例の胆道癌の解析において，21例（22%）においてIDH1/2変異を認め，肝外胆管癌（7%）に比べて有意に肝内胆管癌（28%）で多いと報告している。Wangら[9]は，326例の肝内胆管癌を検索した結果，34例（10%）においてIDH1/2変異を同定し，IDH1/2変異症例は有意に予後が良好であったと報告している。Farshidfarら[10]は，TCGA（米国のがんゲノムプロジェクト）において34例の胆管癌のゲノム解析の結果を報告し，同様に高頻度のIDH1（13%）ならびにIDH2（5%）の異常を報告している。Nakamuraらは，IDH1/2変異は肝内胆管癌のみにおいて数%の頻度で同定されたが，前述の報告と比較して頻度が低く，人種差が存在する可能性も考えられる。Sahaら[11]は，肝臓特異的IDH変異導入マウスモデルの解析から，変異IDH1は肝前駆細胞から肝細胞への分化を阻害し，KRAS変異と共存することで胆管上皮に前がん病変を誘発し，胆管癌の発癌を誘発すると報告している。IDH1/2変異を標的とした治療法の開発が進められており，すでにIDH阻害剤（AG-120）による胆道癌を含めた臨床試験が開始されている[12]。

3．BRCA1/2ならびにDNA修復経路異常

BRCA1/2遺伝子は家族性乳癌・卵巣癌の原因遺伝子として同定された。BRCA1/2はDNA修復時に重要な働きをすることが知られているが，これらの遺伝子に異常をきたしたがんに対して，プラチナ製剤あるいはPARPというDNA修復酵素を阻害する薬剤が特異的に有効であることが報告され，新たな治療標的として注目されている。Nakamuraら[1]は，日本人胆道癌において，BRCA1/2遺伝子異常が合わせて約10%の症例で認められることを報告している。またJusakulら[2]のより大規模なコホートにおいても約5%の症例でBRCA1/2異常がみられ，さらにATM（5%），WRN

（2%），POLE（2%），MSH3（2%），RECQL（1%）といったDNA修復系の異常が報告されている。このうちの一部では後述するような免疫チェックポイント阻害剤に対する反応性が期待される。

4．PKA経路異常

Nakamuraら[1]は，胆道癌のRNAシークエンスから，肝外胆管癌における新規融合遺伝子としてプロテインキナーゼA（PKA）の活性化複合体構成分子（PRKACAならびにPRKACB）とミトコンドリアATP合成酵素（ATP1B）の融合遺伝子（ATP1B-PRKACA，ATP1B-PRKACB）を報告した。Jusakulら[2]は，さらに別の胆道癌コホートの解析から，ATP1B1-PRKACBならびにLINC00261-PRKACBという融合遺伝子を報告している。これらの融合タンパクは野生型と同様のキナーゼ活性を有し，その発現量は融合遺伝子陽性例で有意に増加していた。興味深いことにまれな肝細胞癌亜型である線維層板型肝癌ではDNAJB1-PRKACA融合遺伝子が高頻度に報告されており[13]，同様にPRKACAの高発現が認められている。これらの融合遺伝子はPKA活性化経路の上流にあるGNAS変異とは相互排他的であった。

Ⅲ．高度変異蓄積胆道癌における免疫チェックポイント分子の高発現

体細胞変異によって正常とは異なるタンパク質ががん細胞内で生成されると，それは免疫系によって異物（neo-antigen）として認識され，免疫細胞から攻撃を受ける。一方がん細胞はこうした宿主免疫機構から逃避するために，PD-L1といった免疫チェックポイント分子を発現することが知られ，こうしたチェックポイント分子阻害抗体が新たながん免疫療法として注目されている。Nakamuraら[1]は，全トランスクリプトーム解析を用いた発現プロファイル解析によって，胆道癌を予後と相関する四つのサブタイプに分類した（図4）。そのうちもっとも予後不良であったクラスター4においては免疫関連経路ならびに細胞死抑制経路が有意に増加していた。非常に興味深いことに，クラスター4ではがん組織内において宿主免疫を抑制するPD-L1などの免疫チェックポイント分子群の発現が他に比べて有意に増加しており，また胆道癌の一部でみられる高度変異症例は有意にクラスター4に濃縮していた。胆道癌においても，こうした免疫治療が有効であるサブグループが存在する可能性が考えられ，今後の臨床開発が期待される。

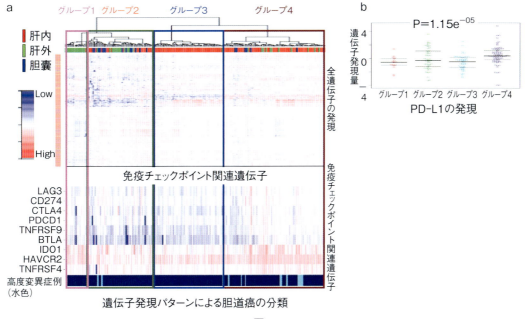

図 4
a：遺伝子発現パターンによる日本人胆道癌の分類
b：グループ4におけるPD-L1高発現

Ⅳ．オミックスデータに基づく胆管癌の分子分類

Jusakulら[2]は，得られたゲノム・エピゲノム・遺伝子発現データをもとに，四つの胆管癌分子タイプを同定し，さらに新規も含め各タイプに特徴的な治療標的分子を発見した（図5）。分子グループ1は，変異総数が多く，TP53/ARID1A/BRCA1/2といったドライバー遺伝子異常が特徴的であった。さらにTET1発現低下とEZH2発現増加，CpGアイランド高メチル化がみられた。分子グループ2は1と類似しているもののCTNNB1やWNT5BといったWNT経路の活性化やAKT1発現増加が目立っていた。グループ1，2に共通するドライバー異常としてERBB2の増幅と発現増加が観察された。一方グループ3ではPD1，PDL2，BTLAといった免疫チェックポイント関連分子の発現増加がみられ，前述のNakamuraら[1]の結果と同様に，胆管癌において免疫逃避機構を高発現する一群があることが確認された。分子グループ4は，BAP1，IDH1遺伝子やFGFR2融合遺伝子を含めたFGFRファミリーの異常が特徴的であった。また分子グループ4は他のグループと比較して有意に予後良好であった。

Chaisaingmongkolら[14]は，国際共同研究によって人種・疫学背景の異なる胆道癌の発現データの比較検討を行った。日本（182症例），タイ（130症例），欧州（104症例）の胆道癌の発現プロファイルを解析・比較したところ，五つの分子サブタイプ（C1〜C4，UM）が同定された。興味深いことに，それぞれのグループで共通にみられるサブタイプに加えて，タイならびに日本人症例に特徴的なサブタイプの存在が明らかとなり，人種・疫学背景によって同じ胆道癌でも分子多様性があることが示唆された。日本人症例に特徴的なサブタイプUMは，IDH1ならびにBAP1遺伝子変異が多く，他のタイプと比較すると予後が良好であるといった傾向が認められた（図5）。

まとめ

これまで十分な分子遺伝学的検討がなされていなかった胆道癌について，近年複数のグループから大規模な症例解析が報告され，新規キナーゼ関連融合遺伝子を含め，ドライバー遺伝子の全体像と複数の有望な治療標的が明らかになってきた。なかでも将来の臨床試験につながるような治療標的として，FGFR2，EGFR，ALK，ERBB2，BRAFなどを含めたキナーゼ，IDH1/2，BRCA1/2といった遺伝子異常が同定され，症例全体の約40％には少なくとも何らかの治療標的候補が存在することが明らかとなった。FGFR2融合遺伝子・IDH1変異・BRCA1/2変異などについては，すでに臨床試験による開発が開始，あるいは検討されている。また発現データとゲノム解析から明らか

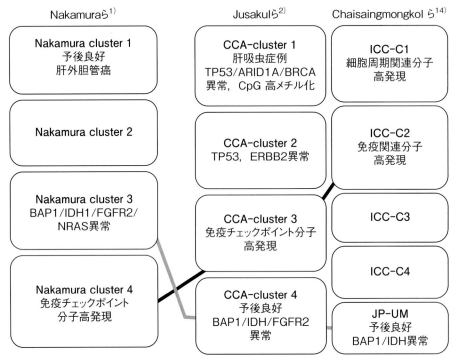

図 5 人種別胆道癌分子分類とその関連
各データセットにおいても，BAP1/IDH1/FGFR2 異常を特徴とするグループ（Nakamura cluster 3, CCA-cluster 4, JP-UM），あるいは免疫チェックポイント高発現グループ（Nakamura cluster 4, CCA-cluster 3, ICC-C2）といった類似したグループが存在している。

となった PD-L1 など免疫チェックポイント分子（免疫逃避機構）高発現グループの存在は，胆道癌における PD1/PD-L1 阻害剤やその他の免疫調節治療薬の有効性を期待させるものであり，臨床試験と治療効果や有効例を選別するバイオマーカーの開発が期待される。

一方，今回の解析から，希少がんに分類される胆道癌においても，そのドライバー遺伝子は疫学的背景ごとあるいは症例ごとに多様性を示すことが明らかとなった。この結果から，各治療薬で効果が期待できる症例を遺伝子や分子の異常の違いによって，症例を層別化することが効果的な治療選択において必須と考えられる。他の固形癌と同様に，胆道癌についても重要な遺伝子について異常の有無を検索して最適な治療法を選択する「ゲノム医療」が進むことが期待される。

さらに国際共同研究によって，胆管癌の分子プロファイルには人種や地域を超えて共通したサブタイプと，地域特徴的なサブタイプがあることが明らかとなった。地域特徴的なサブタイプが生まれる原因としては，人種間のゲノム多型や疫学的背景の違いといったものが考えられるが，十分な解明には至っていない。日本人胆道癌症例において，他の地域にはみられない比較的予後良好なサブグループが存在することが明らかになるなど，同じがん種でも国や地域によって特徴があることは，今後肝・胆領域の癌について国際的なグローバル臨床試験を行う際にも考慮しなければならない点であり，理想的には乳癌のように分子サブタイプごとの治療反応成績について評価していくことが望ましいと考えられる。

参 考 文 献

1) Nakamura H, Arai Y, Totoki Y, et al.: Genomic spectra of biliary tract cancer. Nat Genet 47: 1003-1010, 2015.
2) Jusakul A, Cutcutache I, Yong CH, et al.: Whole-Genome and Epigenomic Landscapes of Etiologically Distinct Subtypes of Cholangiocarcinoma. Cancer Discov 7: 1116-1135, 2017.
3) Li M, Zhang Z, Li X, et al.: Whole-exome and targeted gene sequencing of gallbladder carcinoma identifies recurrent mutations in the ErbB pathway. Nat Genet 46: 872-876, 2014.
4) Wu YM, Su F, Kalyana-Sundaram S, et al.: Identification of targetable FGFR gene fusions in diverse cancers. Cancer Discov 3: 636-647, 2013.
5) Arai Y, Totoki Y, Hosoda F, et al.: Fibroblast growth factor receptor 2 tyrosine kinase fusions define a unique molecular subtype of cholangiocarcinoma. Hepatology 59: 1427-1434, 2014.

6) Ross JS, Wang K, Gay L, et al. : New routes to targeted therapy of intrahepatic cholangiocarcinomas revealed by next-generation sequencing. Oncologist **19** : 235-242, 2014.

7) Borad MJ, Champion MD, Egan JB, et al. : Integrated genomic characterization reveals novel, therapeutically relevant drug targets in FGFR and EGFR pathways in sporadic intrahepatic cholangiocarcinoma. PLoS Genet **10** : e1004135, 2014.

8) Kipp BR, Voss JS, Kerr SE, et al. : Isocitrate dehydrogenase 1 and 2 mutations in cholangiocarcinoma. Hum Pathol **43** : 1552-1558, 2012.

9) Wang P, Dong Q, Zhang C, et al. : Mutations in isocitrate dehydrogenase 1 and 2 occur frequently in intrahepatic cholangiocarcinomas and share hypermethylation targets with glioblastomas. Oncogene **32** : 3091-3100, 2013.

10) Farshidfar F, Zheng S, Gingras MC, et al. : Integrative Genomic Analysis of Cholangiocarcinoma Identifies Distinct IDH-Mutant Molecular Profiles. Cell Rep **18** : 2780-2794, 2017.

11) Saha SK, Parachoniak CA, Ghanta KS, et al. : Mutant IDH inhibits HNF-4α to block hepatocyte differentiation and promote biliary cancer. Nature **513** : 110-114, 2014.

12) ClinicalTrials.gov : NCT02989857

13) Honeyman JN, Simon EP, Robine N, et al. : Detection of a recurrent DNAJB1-PRKACA chimeric transcript in fibrolamellar hepatocellular carcinoma. Science **343** : 1010-1014, 2014.

14) Chaisaingmongkol J, Budhu A, Dang H, et al. : Common Molecular Subtypes Among Asian Hepatocellular Carcinoma and Cholangiocarcinoma. Cancer Cell **32** : 57-70, 2017.

15) Shibata T, Arai Y, Totoki Y : Molecular genomic landscapes of hepatobiliary cancer. Cancer Sci 2018 (in press)

＊　　　＊　　　＊

まだないくすりを
創るしごと。

世界には、まだ治せない病気があります。

世界には、まだ治せない病気とたたかう人たちがいます。

明日を変える一錠を創る。

アステラスの、しごとです。

明日 は 変 え ら れ る 。 ★astellas
アステラス製薬株式会社

www.astellas.com/jp/

特集

Precision medicine をめざした胆道・膵悪性腫瘍ゲノム医療の最前線

次世代シークエンサーを用いたがん関連遺伝子解析の課題

横井　左奈[1,2]

> 要旨：膵癌では初回治療としてスクリーニングされる標的分子はない。しかし，標的分子がないからこそ，治療初期から多数の遺伝子をスクリーニングすることにより，低頻度変異を同定しておく価値があると言える。2018年度は次世代シークエンサーを用いたがんのパネル検査が先進医療として始まる年であり，膵癌もその対象となるが，がんのクリニカルシークエンスの抱える課題を踏まえて結果を解釈し，診療に用いる必要がある。クリニカルシークエンスの臨床的妥当性，臨床的実用性を担保するのは分析的妥当性であり，その構成要素のうち，施設間のばらつきの原因となりやすい検体の品質管理，エキスパートパネルの精度管理，二次的所見への対応について整理する。

Key words：がん，クリニカルシークエンス，分析的妥当性

はじめに

　膵臓の発がん過程では，*KRAS* の変異が早期に起こり，その後長い経過ののちに，*TP53*，*SMAD4*，*CDKN2A* に立て続けに変異が入ることで，急激に悪性度を増すとされる。この4遺伝子のみ変異頻度が高いことから，Big 4 と称されている[1]。Big 4 は膵癌に限らず多くの癌で変異が検出されるが，これらを直接標的とする治療薬開発は難航している。一方，Big 4 以外の変異は低頻度で多彩であるため，肺癌におけるEGFR変異や，乳癌におけるHER2増幅などとは異なり，膵癌では初回治療としてスクリーニングされる標的分子はない。しかし，標的分子がないからこそ，膵癌は初回の化学療法と並行して，治療初期から多数の遺伝子をスクリーニングすることにより，低頻度変異を同定しておく価値があるとも言える。その患者の腫瘍がもつレアバリアントが，セカンドラインの治療標的かもしれないのである。

Unresolved Points in Analysis of Cancer-related Genes Using Next-generation Sequencer
Sana Yokoi
1) 千葉県がんセンター研究所がんゲノムセンター
　（〒260-8717 千葉県千葉市中央区仁戸名町666-2）
2) 千葉県がんセンター遺伝子診断部

I．がんゲノム医療の始動

　がんのゲノム情報を解析し最新の医学的知見に基づいた個別化医療を提供する体制を検討する場として，2017年3月に「がんゲノム医療推進コンソーシアム懇談会」[2]が立ち上がった。このなかで，がんゲノム医療実現へのロードマップと，がんゲノム医療中核拠点病院の構想が示された。2018年1月には，がんゲノム医療中核拠点病院の募集が始まり[3]，2月に中核拠点病院が指定された後，3月に各中核病院からそれぞれが連携するがんゲノム医療連携病院の申請がなされる。これと平行して，国立がん研究センターの開発した「個別化医療に向けたマルチプレックス遺伝子パネル検査」が2018年2月の先進医療技術審査部会において先進医療Bに承認され[4]，2018年度内に先進医療としてがんのパネル検査が始まることになった。この先進医療の登録期間は12ヵ月とされており，2019年4月には保険収載される予定である。このがんのパネル検査の対象となる患者は，16歳以上で全身状態良好（ECOG performance status 0〜1）の治癒切除不能または再発の病変を有する原発不明がん，または，標準治療がない，標準治療が終了している，もしくは終了が見込まれる固形がん（原発不明がんを除く）患者とされている。いずれも一刻の猶予もない状況の患者で

あるから，パネル検査はより良い医療の提供の機会を与え得るものとして推進すべきであるが，臨床医は現状のクリニカルシークエンスの含有する課題を認識したうえで，結果を診療に用いることが大切である。そこで本稿では，クリニカルシークエンスの分析的妥当性における課題を整理する。

II．臨床検査としての遺伝子関連検査の位置付け

クリニカルシークエンスは研究ではなく診療目的で行う検査のため，臨床検査に含まれる。しかし，昭和33年に制定された「臨床検査技師等に関する法律」に遺伝子関連検査という分類は存在しない。遺伝子関連検査は検体検査6分野のうち，微生物学的検査，血液学的検査，病理学的検査，生化学的検査の4分野にまたがっており，EGFRやKRASの変異解析は「生化学的検査」という一次分類の中の「尿・糞便等一般検査」という二次分類に入っている。一方，造血器腫瘍のBCR-ABL転座解析は「血液学的検査」であり，B型肝炎ウイルスの検出は「微生物学的検査」である。制定当時の状況を考えればやむを得ないが，いずれも共通した遺伝子解析技術に基づく検査であるにもかかわらず，一つの医療機関の中でも検体が血液か新鮮組織かパラフィン包埋ホルマリン固定標本（FFPE）かによって異なる窓口で受け付けられ，出検される状況を生んでいる。改正個人情報保護法では，ヒトゲノムは個人情報の一つとして位置付けられており，新たな一次分類として「遺伝子関連検査」という項目を立て，窓口を一本化して一元的に品質管理，情報管理を行う時期に来ている。実際，ゲノム情報を用いた医療等の実現化推進タスクフォースでの検討を受けて，平成29年10月に厚生労働省に立ち上がった「検体検査の精度管理等に関する検討会」[5]において，遺伝子関連検査を国際的基準に合わせた分類に変更する議論が始まっている。その中では，新たな一次分類項目として「遺伝子関連検査・染色体検査」を新設し，その二次分類として「体細胞遺伝子検査」「生殖細胞系列遺伝子検査」「染色体検査」「病原体核酸検査」を置く案が出されている。FFPEを用いる遺伝子関連検査については，病理学的検査に残すべきだとする意見もあったが，以下の点により病理学的検査からは切り離し，遺伝子関連検査として集約することが，ゲノムタスクフォースでの意見とりまとめにも沿っており，ISO15189，CLIA法といった国際的基準にも合致すると結論されている。理由としては，遺伝子関連検査は検体の種類によ

らず技術的に共通であり統一可能であること，病理学的検査で行う形態学的診断とは技術的性質が異なること，すべての体細胞変異を集約することは分類を簡素化しわかりやすくするため管理上リスクが低いこと，体細胞遺伝子検査を行うと生殖細胞系列の遺伝情報が入ることは不可避のため結果を遺伝カウンセリング部門と共有できる体制を取るためにも検査を一元的に行う必要があることとされ，この考えかたは，ゲノムタスクフォースや日本医学会が参照する「遺伝子関連検査に関する日本版ベストプラクティス・ガイドライン」でも同様に定義されているため汎用性がある，としている。FFPEを用いた検査の場合，標本作成は引き続き病理学的検査に残すが，作成された標本を用いた検査は遺伝子関連検査部門が実施するのが適当と報告されている。このような整理がつくと，遺伝子関連検査に必要な構造設備（床面積など）・人的基準の策定がすすみ，検査の質が担保しやすくなる。

III．遺伝子関連検査の科学的評価

がんは多彩で複雑な遺伝子異常を原因として発症するため，多数の遺伝子変異を一度に解析できる次世代シークエンサーは，がんの本質に直接到達可能な検査手法としてベンチから一足飛びにベッドへとやってきた。そのため，精度管理がまだ十分とはいえない。遺伝子関連検査の科学的評価方法は，2000年に米国CDC（Centers for Disease Control and Prevention）からACCE model processが提唱された。ACCEはAnalytic validity，Clinical validity，Clinical utility，Ethical，legal and social implicationsの頭文字であり，遺伝子関連検査を評価するうえでこの四つが主要項目であることを示している[6]。2007年にはthe United Kingdom Genetic Testing NetworkによりACCEに基づく遺伝子関連検査の評価のためのフレームワークが示されている[7]。表1にその評価項目を示す。最初に検査にかかわる用語の定義を明確化し，検査の分析的妥当性を担保した後，臨床的妥当性を評価し，臨床的有用性を検討する。つまり，検査の分析的妥当性が得られていることが臨床的評価に先立たなければならない。

IV．検体の品質を表示する標準記載法

表1の検査の分析的妥当性の最初の項目である検体の品質はどのように管理するのがよいだろうか。がんのクリニカルシークエンスに提出される検体は多彩で

表 1 遺伝子関連検査の評価のフレームワーク

事前に検査にかかわる用語の定義の明確化を行う
    検出するバリアント
    対象疾患
    対象患者数
    臨床上の目的

検査の分析的妥当性
    検体の品質
    感度/特異度
    陽性的中率/陰性的中率
    精度管理（内部/外部）
    再現性（検査室内/検査室間）
    他の解析方法による検証

臨床的妥当性
    遺伝子—疾患連関
      個別の研究
      系統的レビュー
      メタ解析

    臨床試験
      感度/特異度
      陽性的中率/陰性的中率
      尤度比，ROC 曲線

臨床的有用性
    検査の目的
      社会的正当性
      効能
      効果
      妥当性

    検査の供給能
      患者・家族の受容性
      経済性　効率性　最適性
      資本力

表 2 検体の品質の標準記載法（SPREC）

Fluid Samples
    Type of sample
    Type of primary container
    Precentrifugation（delay between collection and processing）
    Centrifugation
    Second centrifugation
    Postcentrifugation delay
    Long-term storage

Solid Samples
    Type of sample
    Type of collection
    Warm ischemia time
    Cold ischemia time
    Fixation/stabilization type
    Fixation time
    Long-term storage

あり，凍結組織の場合もあれば，体液や FFPE の場合もある。さらに，凍結までの保管温度や時間，ホルマリン濃度や固定時間などが核酸の品質に大きな影響を与えることが明らかになっている[8]。そのため，保存のプロセスによっては検体の品質が解析に適さない場合もある。検体の品質にかかわる保存プロセスを可視化する標準記載法 The Standard PREanalytical Code（SPREC）が the International Society for Biological and Environmental Repositories（ISBER）Biospecimen Science Working Group により 2009 年に策定され，検体の品質のランク付けをする試みがなされている[9]。SPREC では，液体検体，組織検体の別に，それぞれ 7 項目の記号をつないで保存プロセスを表示する（表2）。

例えば，Solid tissue, Surgical excision, Warm ischemia time 30-60 min, Cold ischemia time 2℃-10℃ <60 min, RNA Later, Fixation time 8-24 h,

Cryotube 1-2 mL（−85）to（−60）℃の場合は，「TIS-SRG-E-E4-RNL-E-D」と記載する。この 14 文字をみるとその検体の保存プロセスがわかり，目的の検査に見合った品質をもつか予想可能になる。

V．クリニカルシークエンスに特有の分析的妥当性の評価項目

遺伝子関連検査の分析的妥当性は，表 1 のように，検体の品質，感度/特異度，陽性的中率/陰性的中率，精度管理，再現性，検証といった項目により評価される。しかし，クリニカルシークエンスの分析的妥当性の評価には，一般的な遺伝子関連検査にはない特有の項目を評価する必要があることが，米国 College of American Pathologists（CAP）により示されている（表3）[10]。ここでは，クリニカルシークエンスの検査工程を，Wet のベンチワークと Dry の情報解析に分けてそれぞれ評価を行うよう記されている。Wet の工程では，ゲノム標準物質による内部精度管理を行うこと，アクショナブルなバリアントが検出された場合は，別の解析方法により再現性を確認することなどが書かれている。また，Dry の工程では，ゲノム標準物質から得られた標準データセットを用いて内部精度管理を行うことに加え，バリアントの解釈や，二次的所見の報告も評価対象であるため，エキスパートパネルの妥当性も評価に含まれている。2017 年 10 月に日本臨床腫瘍学会・日本癌治療学会・日本癌学会から合同で出された「次世代シークエンサー等を用いた遺伝子パネル検査に基づくがん診療ガイダンス」[11]では，エキスパートパネルのレポートに含めるべき項目とし

表 3 クリニカルシークエンスの分析的妥当性のチェック項目

Wet
  標準業務手順書
  検証
  品質管理（ゲノム標準物質を用いた内部精度管理，外部精度管理）
  アクショナブルなバリアントの確認のための別の検査の用意
  業務記録
  不具合の記録
  更新

Dry
  標準業務手順書
  検証
  品質管理（ゲノム標準物質から得られた標準データセットを用いた内部精度管理，外部精度管理）
  更新
  データ保管
  履歴管理
  不具合の記録
  機密保持
  バリアントの解釈・報告
  二次的所見・偶発的所見の報告
  業務委託

て，検体およびデータの品質保証，国内外で運用されている知識ベースに基づくバリアントの生物学的意義付け（治療効果，診断，予後）とエビデンスレベル，二次的所見のエビデンスレベル，取るべきアクションと予想されるリスク，治療薬の選択肢と適用，先進医療・臨床試験情報があげられている。知識ベースは世界中に多数あり，同じ変異であっても知識ベースごとに解釈が異なることもまれではない。前述の3学会合同ガイダンスでは，治療薬のエビデンスレベルの決定に際し参照すべき知識ベースとして「CanDL」[12]「Cancer Genome Interpreter」[13]「CIViC」[14]「OncoKB」[15]の四つをあげている。しかし，この四つはいずれもエビデンスレベルの表記方法が3学会合同ガイダンスとは異なっている。また，いずれも欧米人のデータベースのため人種差がある場合は判定困難であることや，データベース維持のための資金が私企業から出されているものもあり利益相反状態にあること，登録されている遺伝子数が多くても数百種類であるため登録がない遺伝子のバリアントは判定できないことなどの問題がある。国内での知識ベースの取り組みとしては，人種差，薬剤の国内での承認状況を踏まえたものを2016年からAMEDが「臨床ゲノム情報統合データベース整備事業」の中でMGeND（Medical Genomics Japan Database）の準備を進めている。日本人を対象とした臨床および研究に役立つゲノム情報と臨床情報の統合データベースの整備をめざしているので期待したい。

がんの組織を用いた解析の場合，得られた変異が体細胞由来なのか，生殖細胞系列由来なのかの判別は容易でない。そのため，がんのクリニカルシークエンスであっても，対照配列として末梢血リンパ球などを用いて生殖細胞系列のシークエンスを並行して行うことは重要である。生殖細胞系列のシークエンスデータは，参照配列との違いにより抽出したバリアントリストから腫瘍特異的なものを絞り込むにあたり威力を発揮する。また，uniparental disomyに基づきloss of heterozygosityを検出することも可能となる。さらに人種差を加味した結果の解釈を行うには，日本人のゲノムの参照配列も必要となる。そのため産総研・理研・バイオチップコンソーシアムは東北メディカル・メガバンクから昨年公開された日本人ゲノムデータ3.5KJPN[16]に基づき，日本ゲノムの標準物資の開発を進めている。

表3のWetとDryはクリニカルシークエンスの両輪であるが，近年Wet部分は技術革新により著しく解析コストが低下している一方，Dry部分のバリアントの解釈・臨床試験とのマッチングなどは自動化が難しくコストがかかり人材育成も必要である。クリニカルシークエンスの先進医療に含まれるのは，Wetのシークエンス料とDryの基本的な解析料のみであり，エキスパートパネルによる判定料は算定されていない。そのため，エキスパートパネルの運営は各ゲノム医療中核拠点病院次第であり，各エキスパートパネルの精度管理が課題となっている。検査対象者が，治療手段のない進行がんの患者や標準治療のない希少がんである

表 4　がん組織に含まれる変異の種類とその臨床的意義

検査部位	検出する変異	変異の意義	検査結果に基づく診療の対象	発端者が他界した後
がん組織	体細胞変異	がんの分類，薬剤感受性，予後予測など	発端者のみ	不要
	生殖細胞系列変異	がんを含む特定の疾患の易罹患性	発端者および血縁者	有用
正常部（末梢血リンパ球，非癌部組織）	生殖細胞系列変異			

ことから，主治医の検査オーダーからレポート返却までの時間（turn around time：TAT）は大切な要素である。時間をかけて慎重に判定したが患者は亡くなったという事態が回避されなければならないため，TATは約2週間程度とされているが，これを達成するには質の高いエキスパートパネルを常に維持することが求められる。かつて倫理審査が各施設単位で行われた結果，施設毎の人材確保も難しく，委員会の質のばらつきが大きいことからセントラルIRBを設置する流れになったことと同様に，エキスパートパネル（EP）も今後「セントラルEP」としてレポート作成の一定部分を中央化するようになるかもしれない。クリニカルシークエンス検査を主に外部の衛生検査所が担う場合は，Wetのシークエンスに加えてDryの解析情報をどこまで付加できるかが，この検査の均霑化のカギになると予想される。

VI. 二次的所見の臨床的意義

クリニカルシークエンスは，広範囲のゲノム領域を対象とするが，その範囲は意図的に決められ検索されるため，検出された生殖細胞系列変異は「偶発的所見」とはいわない。意図的に検索した結果得られたため想定内のこととして「二次的所見」と表現する[17]。つまり検査に先立って，生殖細胞系列の変化が検出される可能性があること，その情報が抗がん剤選択やpharmacogenomicsに基づく副作用軽減，遺伝性疾患の診断やサーベイランス，血縁者の保因者診断など具体的にどのような役に立つ可能性があるかを十分伝え，それを知りたいか知りたくないかを書面に意思表示をしてもらうことが大切である。忘れてはならないのは，対象者の多くが進行がんであるため，本人に開示希望があったとしても，開示前に他界している場合を想定しておくことである。がんの治療は本人が他界すると終了するが，生殖細胞系列の所見は，本人が他界しても血縁者に共有されて残るため，遺伝学的な診療は終わらない（表4）。本人に開示できない場合，代理とし

て結果を聞いてほしい血縁者を指定し，連絡先を書面に残しておくことが肝心である。さらに，がんに対する治療効果から逆に生殖細胞系列の変異が想定される場合もある。例えば，免疫チェックポイント阻害剤が有効なマイクロサテライト不安定性検査陽性（MSI-H）ならば遺伝性大腸癌の一つであるLynch症候群である可能性があり，合成致死剤であるPARP-1阻害薬が有効ならば遺伝性乳癌の一つである遺伝性乳がん卵巣がん症候群の可能性がある。がん抑制遺伝子の2 hitのうちの1 hitは，生殖細胞系列の変異によるかもしれないということを意識してがん診療にあたることが望まれる。また，生殖細胞系列変異の開示対象となる遺伝子の範囲，病的意義不明変異（VUS）の扱い，本人のカウンセリング費用や非罹患臓器のサーベイランス方法と費用負担，未発症血縁者の遺伝学的検査・サーベイランスと費用負担といった，体細胞変異の保険診療にはない内容についても，施設としての対応方針や受け皿の体制整備を検査開始前に決めておく必要がある。二次的所見にかかわる遺伝学的診察料も保険償還されてはじめてクリニカルシークエンスの均霑化が望める。

国際的な流れでは，今後ゲノム医療は全エクソン解析，全ゲノム解析へと移行する方向にある。大量に検出されると想像されるVUSに対し，有力な解答を提供できるのは詳細な家族歴聴取による家系図情報と家系員の協力により行われるsegregation analysisである。そのためには臨床医がクリニカルシークエンスの意義を十分理解し，患者家族との間に信頼関係が構築されていることが大切である。がんのクリニカルシークエンスの実用化を機会に，患者のみならず家系員も含めたgenotype-phenotype correlation情報が蓄積され，がんを含め多くの疾患の診療に寄与することを願っている。

参 考 文 献

1) Notta F, Chan-Seng-Yue M, Lemire M, et al.: A

renewed model of pancreatic cancer evolution based on genomic rearrangement patterns. Nature **538** : 378-382, 2016.

2) http://www.mhlw.go.jp/stf/shingi/other-kenkou. html?tid=423605

3) http://www.mhlw.go.jp/stf/shingi/other-kenkou. html?tid=474999

4) http://www.mhlw.go.jp/stf/shingi2/0000194237.html

5) http://www.mhlw.go.jp/stf/shingi/other-isei. html?tid=487624

6) Haddow JE, Palomaki GE. : ACCE : A Model Process for Evaluating Data on Emerging Genetic Tests. Human Genome Epidemiology : A Scientific Foundation for Using Genetic Information to Improve Health and Prevent Disease, (Khoury M, Little J, Burke W), 217-233, Oxford University Press, New York, 2004.

7) Burke W, Zimmern R : Moving Beyond ACCE : An Expanded Framework for Genetic Test Evaluation. A paper for the United Kingdom Genetic Testing Registry, PHG Foundation, 2007.

8) http://pathology.or.jp/genome/

9) Betsou F, Bilbao R, Case J, et al : Standard PREanalytical Code Version 3.0. Biopreserv Biobank **16** : 9-12, 2018.

10) Aziz N, Zhao Q, Bry L, et al. : College of American Pathologists' laboratory standards for next-generation sequencing clinical tests. Arch Pathol Lab Med **139** : 481-493, 2015.

11) http://www.jca.gr.jp/researcher/topics/2017/171013. html

12) https://candl.osu.edu/browse

13) https://www.cancergenomeinterpreter.org/biomark ers

14) https://civicdb.org/home

15) http://oncokb.org/

16) https://ijgvd.megabank.tohoku.ac.jp/

17) Presidential commission for the study of bioethical issues : Anticipate and communicate : Ethical management of incidental and secondary findings in the clinical, research, and direct-to-consumer contexts. Washington D. C. December 2013

* * *

特集

Precision medicine をめざした胆道・膵悪性腫瘍ゲノム医療の最前線

膵癌・胆嚢癌におけるリキッドバイオプシーを
用いたがん遺伝子解析

西尾　和人[1]・坂井　和子[1]

要約：末梢血の腫瘍由来核酸は circulating tumor DNA，エクソソーム中，あるいは circulating tumor cell 中に存在する。これらリキッドバイオプシーを用いた遺伝子解析により早期診断，治療効果予測，予後予測，治療モニタリングを低侵襲で行うことができると期待されている。それらが可能となってきたのは，超高感度法であるデジタル PCR の登場による。現在では次世代シーケンサーの技術改良により，網羅的な遺伝子解析が可能となり，プレシジョンメディスンが膵癌・胆嚢癌に対しても現実味を帯びてきた。

Key words：デジタル PCR，次世代シークエンサー，エクソソーム

は じ め に

がん研究領域においては，circulating tumor DNAあるいは cell free DNA（cfDNA）と呼ばれる血清あるいは血漿中に存在する遊離核酸やエクソソーム，あるいは circulating tumor cell（CTC）はリキッドバイオプシーと呼ばれる。血液サンプルによるがんの早期発見は，低侵襲であり，成功すれば患者の生存率の向上をもたらすと期待されている。膵癌・胆嚢癌においては，早期発見が難しいことも多いことから，とくに期待されていると考えられる。近年，血液サンプルを用いて，腫瘍由来核酸を検出するデジタル PCR や次世代シーケンサーなどの技術が急速に進歩し，各種癌種に対して実用化のための開発が進んでいる。ここでは，膵癌・胆嚢癌を中心にリキッドバイオプシーを用いた臨床応用に向けた遺伝子解析の現状と将来について考察する。

I. Circulating tumor DNA（ctDNA）を用いた膵癌における遺伝子変化の検出

膵癌患者における ctDNA の研究としては，1998 年に Giacona ら[1]により，健常人血中の cfDNA とのサイズの比較から，がん患者中の ctDNA が短いことが他がん種に先んじて報告された。その後，さまざまな膵管腺癌の早期発見を目的とした研究が散見される。Cohen ら[2]は，リキッドバイオプシーを用いた膵管腺癌の早期発見のために，KRAS 遺伝子変異と血中タンパク質マーカーを組み合わせてその早期発見の有用性を検討した。膵管腺癌を有する 221 人の患者と 182 人の健常人の血液サンプルを用いて検討された。KRAS突然変異は 66 人の患者（30％）の血漿で検出され，血漿中に見出されたすべての遺伝子変異型は，患者の原発腫瘍において，その後に見出された変異型と同一であった。また KRAS を四つの血中タンパク質バイオマーカーと併用することにより，感度が 64％まで上昇した。対照コホートから得た 182 血漿サンプルでは 1サンプルのみが陽性であった（特異性 99.5％）。これらの結果からわれわれは，多くの癌の種類の早期発見に有用であると考察している。

膵癌における ctDNA による治療応答のモニタリングの試みも報告された[3]。17 人の転移性転移膵管腺癌

Cancer Genetic Analysis of Liquid Biopsy in Pancreatic Cancer and Gallbladder Cancer

Kazuto Nishio et al

1) 近畿大学医学部ゲノム生物学（〒 589-8511 大阪狭山市大野東 377-2)

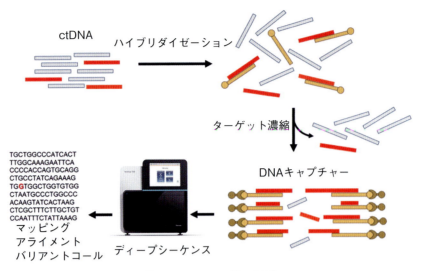

図1 CAPP-Seq法の原理
CAPP-SeqはCAncer Personalized Profiling by deep Sequencingの略であり，分子バーコード法，エラー抑制法，CAPTURE法を組み合わせたdeep sequencing技術である。本法を用いるととにより，低頻度に存在する低頻度変異アレルの検出が可能となり，ctDNA中で，体細胞変異を高い感度で検出することが可能となった。変異，コピー数変動，融合遺伝子，tumor mutation burden（腫瘍の遺伝子異常総量）を同時に検出することができる。

患者血漿からctDNAを抽出し，次世代シークエンサーを用いてKRAS突然変異分析を行い，血清CA19-9レベル，画像化および生存との相関をみた。ctDNAでKRAS変異陽性患者は予後不良因子であることが示された。さらに，変異型KRASのctDNAモニタリングを行い，ctDNAの動態が生存と関連していることから転移性転移膵管腺癌患者の治療応答をモニタリングしえることが示された。彼らは，変異型KRAS循環腫瘍ctDNAは，膵臓癌のモニタリングツールとしてCA19-9に匹敵するとしている。小数例の検討であり，より大きなサンプル数でさらに検証する必要がある。

再発予測のマーカーとしての臨床的意義も報告されている。Sausenら[4]により，膵臓癌の再発がctDNA検出でCTスキャンによる再発検出の6.5ヵ月前に予測されたことが示された。ctDNAが無症候性患者のスクリーニングおよび診断に有用である可能性がある。

II．リキッドバイオプシーの次世代シーケンサーを用いたアプローチ

近年，分子バーコード法など次世代シーケンサーの技術革新により，低頻度変異アレルの検出がNGSにおいても可能となり，ctDNAを用いて，数百の遺伝子の変異およびコピー数異常を検出できるようになってきた。われわれもCAPP-seqを用いて，膵癌患者由来のctDNA中の遺伝子変化の検出を行っている（図1）。

膵管腺癌における取組みとしては，高頻度に検出されるTP53, SMAD4, CDKN2A, KRAS, APC, ATM，およびFBXW7の7遺伝子の変異に注目して，ctDNAの次世代シーケンサーおよびデジタルPCR解析を行った研究が最近報告された[7]。20人の患者（未治療n＝11，前治療有りn＝9）において，前治療歴ありの患者では，3/7（2次治療前），2/2（3次化学療法前）に検出可能であった。KRASおよびTP53の突然変異対立遺伝子頻度の中央値は治療中に有意に減少し，進行時に増加した。未治療の患者では，治療中の突然変異対立遺伝子頻度の値は無増悪生存期間と有意に相関していた。ctDNAの次世代シーケンサーによるマルチ遺伝子の解析は転移性膵管腺癌の治療中の特定の時点で存在する特定の分子変化に治療戦略を適応させることを可能にしえることが期待される。次世代シーケンサーを用いた遺伝子解析により，治療法を選択するがんプレシジョンメディスンが実装化される日が近いものと考えられる。

III．エクソソームを用いた研究

エクソソームは細胞外小胞（Extracellular vesicle）の一種である。エクソソーム中に存在するタンパク質および核酸を用いたバイオマーカー研究が活発に進められている。膵癌に関連する研究としては，エクソ

ソーム中の AnnexinV＋EpCAM＋CD147＋腫瘍関連微小粒子（taMP）を検出し，大腸癌，非小細胞肺癌（NSCLC）および膵癌の診断に供するアプローチが行われてきた。

Sänger ら[5]は，肝細胞癌（HCC）および胆管癌（CCA）の検出およびモニタリングのための taMP の診断能を評価した。肝臓の taMP を大腸癌，非小細胞肺癌等と区別することを目的として 172 人の肝臓癌（HCC または CCA），54 人の肝硬変，および 202 人の対照被験者を対象に，エクソソーム中の AnnexinV＋EpCAM＋CD147＋taMPs の検出を試み，11～15 mm より大きい腫瘍を有する患者において，これらの陽性率が有意に高く，高い診断精度になり得る可能性が示された。

Yang S ら[6]は，膵臓癌患者のエクソソーム中の二本鎖ゲノム DNA を用いて，膵管腺癌，慢性膵炎（CP）および慢性膵炎を含む膵臓関連病変を有する患者における *KRAS*G12D および *TP53*R273H 突然変異の検出を行った。48 名の膵管腺癌患者からエクソソーム DNA のデジタル PCR 解析により，症例の 39.6％において *KRAS*G12D 突然変異を，そして症例の 4.2％において *TP53*R273H 突然変異を同定した。*KRAS*G12D および *TP53*R273H 突然変異は，膵嚢胞性腫瘍患者由来のエクソソーム DNA においても検出された。114 人の健常者由来の循環エクソソーム DNA においても 2.6％が *KRAS*G12D 変異を示したと報告している。

Ⅳ．CTC を用いた研究

さまざまな CTC 検出技術は，単純な診断マーカーから全生存率，転移のリスク，および治療への反応性を評価するためのマーカーまで，用途を広げている。FDA が認可している Veridex Cell Search System を使用して，全血における CTC を用いた予後予測は乳癌等において汎用されている。Weissenstein ら[8]は，転移性乳癌患者の 5CTC/7.5 ml 未満　5 個以上の群の全生存期間の中央値を比較し，5 個以上の群において有意に不良であることを示した（$p＝0.00006$）。転移性乳癌，転移性結腸直腸癌，および前立腺癌（C＜0.0001）においても示されている。

Zhang ら[9]は，22 人の膵臓癌患者において，CD45 と CK マーカーを FISH-CEP8 プローブと組み合わせて，CTC を濃縮し回収した。患者の 15 人から 0～60 細胞/3.575 mL の CTC が検出された。対照としての健常人および良性膵腫瘍患者の血中からは CTC は検出されなかった。膵臓診断における CTC 検出の感度および特異性は，2 細胞/cut off として 3.75 mL を使用し

た場合，それぞれ 68.18 および 94.87％であると判定された。また，CTC 陽性の患者は，1.5 年の経過観察時に転移および不良な生存率を示した。CA19-9 は進行した膵臓癌において高い感度および特異性を有するが，その診断上の有用性は，早期膵癌では未知である。この研究では CA19-9 と CTC 陽性を組み合わせることにより検出率を 68.18 から 77.3％に増加させた。この研究の結果は，早期膵癌，無症候性患者，および正常な CA19-9 血漿レベルの患者の診断のためのバイオマーカーとしての CTC の有用性を示唆している。Xu ら[10]による別に 40 名を用いた研究では，膵癌患者では劇的に高い CTC 検出率（90％）を報告している。カットオフとして CTC≧2 および CA19-9＞37 μmol/L を組み合わせた場合，診断率は 97％に上昇した。また 8 番染色体の三倍体として認められる CTC における染色体不安定性の検出は，有意に予後不良と相関した。すなわち三倍体 CTCs＜3 を有する患者は，3 以上の患者と比較して，より高い 1 年および全生存率を示した。

幹細胞のマーカーと考えられている Doublecortin 様キナーゼ 1（DCLK1）は，膵臓癌および結腸直腸癌において過剰発現する。Doublecortin 様キナーゼ 1（DCLK1）を CTC において検出することも行われている。初期の PDAC 段階における CTC 検出のための別のマーカーの候補である。Qu ら[11]は KPC マウスモデルにおいて DCLK1 を評価し，コントロールマウスと比較して，血清 DCLK1 レベルが KPC マウスにおいて 5 週間早く有意に上昇することを見出した。KPC マウスの全血から単離した CTC の 50％以上が DLCK1＋であり，早期膵癌の検出のために CTC と組み合わせて使用する可能性が示唆されている。

治療効果予測，予後推定を目的とした CTC を用いたアプローチも行われている。de Albuquerque らは，CTC 陽性率（患者の 47％）と無増悪生存期間中央値（PFS）の間に相関があることを見出した。免疫磁気 EpCAM およびムチン 1 検出を使用して末梢血から富化された，CTC に見られる少なくとも一つの腫瘍関連転写産物を有する患者は，PFS が 66.0 対 138.0 日であった。興味深いことに，CTC 列挙は，転移状態および腫瘍ステージを含む，病気の臨床病理学的特徴と相関がないことが見出された。Kurihara ら[12]は，Cell-Search 濃縮法を用いて，膵癌患者 26 例の臨床転帰のマーカーとして，末梢血中の CTC の有用性を検討した。CTC 陽性率は 26 人の膵臓癌患者のうち 11 人（42％）で認められた。CTC 陽性患者と陰性患者の生存期間中央値はそれぞれ 110.5 日および 375.8 日と有意な差を示した。本研究では検出方法が 100％の特異性

を有し，非癌グループで検出されたCTCは検出されなかった。他の58%の膵臓癌患者からCTCは検出されなかったので，これらの結果は，すべての膵臓癌の症例において陽性CTCを検出するためのより感度の高い方法を開発する必要があることを示唆している。Bidardら[13]はLAP 07試験に登録された局所進行膵癌患者79人のサブセットにおけるCTC検出率を研究した。初回試験（LAP 07）は，化学療法のみの4ヵ月後に疾患が制御された患者の全生存率に対する化学療法対化学療法継続の効果を評価した。患者サブグループは，化学療法投与の前および治療の2ヵ月後にCell-Searchを用いてCTCをスクリーニングした。CTCの陽性率は無憎悪生存期間には関係せず，全生存期間に対すする予後不良因子であることを示した。

CellSearchおよびRT-PCR検出法を用いた最近の9コホートメタ解析では，623人の膵臓癌患者を対象に解析し，CTC検出と予後不良との関連が明らかになった。623人の患者のうち268人（43%）がCTC陽性と分類され，非CTC群14）よりも無増悪生存期間および全生存期間が悪かった。Bissolatiら[15]は，膵臓切除術を受けた20人の患者の全身および門脈血と同じCellSearch技術を使用した。CTC陽性群と陰性群の間の全生存期間および無病生存期間の両方に有意差はなかった。しかしながら，著者ら[15]は，CTC陽性門脈群において2〜3年のフォローアップ時に肝転移の発生率が高いことを見出した。同様に，67人の胆道癌患者のCTC陽性率が検討されている。RT-PCRによる末梢，中枢および門脈からのCEA mRNA陽性CTCの分子検出は，CTC陰性患者と比較して，血行性の転移の有意な発生率と関連していたとの報告もある。しかし，膵臓の外科的切除自体が腫瘍細胞の排出に寄与しているか否かは明らかではない。

参考文献

1) Giacona MB1, Ruben GC, Iczkowski KA, et al.：Cell-free DNA in human blood plasma：length measurements in patients with pancreatic cancer and healthy controls. Pancreas **17**：89-97, 1998.

2) Cohen JD, Javed AA, Thoburn C, et al.：Combined circulating tumor DNA and protein biomarkerbased liquid biopsy for the earlier detection of pancereatic cancers. Proc Natl Acad Sci U S A **114**：10202-10207, 2017.

3) Perets R, Greenberg O, Shentzer T, et al.：Mutant KRAS circulating tumor DNA is an accurate tool for pancreatic cancer monitoring. Oncologist. 2018［Epub ahead of print］

4) Sausen M, Phallen J, Adleff V, et al.：Clinical implications of genomic alterations in the tumour and circulation of pancreatic cancer patients. Nat Commun **6**：7686, 2015.

5) Julich-Haertel H, Urban SK, Krawczyk M, et al.：Cancer-associated circulating large extracellular vesicles in cholangiocarcinoma and hepatocellular carcinoma. J Hepatol **67**：282-292, 2017.

6) Yang S, Che SP, Kurywchak P, et al.：Detection of mutant KRAS and TP53 DNA in circulating exosomes from healthy individuals and patients with pancreatic cancer. Cancer Biol Ther **18**：158-165, 2017.

7) Berger AW, Schwerdel D, Ettrich TJ, et al.：Targeted deep sequencing of circulating tumor DNA in metastatic pancreatic cancer. Oncotarget **9**：2076-2085, 2017.

8) Weissenstein U, Schumann A, Reif M, et al.：Detection of circulating tumor cells in blood of metastatic breast cancer patients using a combination of cytokeratin and EpCAM antibodies. BMC Cancer **12**：206, 2012.

9) Zhang Y, Wang F, Ning N, et al.：Patterns of circulating tumor cells identified by CEP8, CK and CD45 in pancreatic cancer. Int J Cancer **136**：1228-1233, 2015.

10) Xu Y, Qin T, Li J, et al.：Detection of crculating tumor cells using negative enrichment immunofluorescence and an in situ hybridization system in pancreatic cancer. Int J Mol Sci **18**：E622, 2017.

11) Qu D, Johnson J, Chandrakesan P, et al.：Doublecortin-like kinase 1 is elevated serologically in pancreatic ductal adenocarcinoma and widely expressed on circulating tumor cells. PLoS One **10**：e0118933, 2017.

12) Kurihara T, Itoi T, Sofuni A, et al.：Detection of circulating tumor cells in patients with pancreatic cancer：a preliminary result. J Hepatobiliary Pancreat Surg **15**：189-195, 2008.

13) Bidard FC, Huguet F, Louvet C, et al.：Circulating tumor cells in locally advanced pancreatic adenocarcinoma：the ancillary CirCe 07 study to the LAP 07 trial. Ann Oncol **24**：2057-2061, 2013.

14) Han L, Chen W, Zhao Q：Prognostic value of circulating tumor cells in patients with pancreatic cancer：a meta-analysis. Tumour Biol **35**：2473-2480, 2014.

15) Bissolati M, Sandri MT, Burtulo G, et al.：Portal vein-circulating tumor cells predict liver metastases in patients with resectable pancreatic cancer. Tumour Biol **36**：991-996, 2015.

* * *

特集

Precision medicine をめざした胆道・膵悪性腫瘍ゲノム医療の最前線

血中マイクロ RNA 測定による膵癌・胆道癌の早期診断

松﨑潤太郎[1]・落谷　孝広[1]

要約：マイクロ RNA とは 17〜25 塩基ほどで構成される小さな一本鎖 non-coding RNA である。マイクロ RNA は細胞内で遺伝子発現の調節機能を有しているのみならず，細胞外へ分泌され，細胞間コミュニケーションツールとしての機能を有している。がん細胞の多くが早期段階から能動的にマイクロ RNA を含む小胞（エクソソーム）を分泌するため，血中マイクロ RNA プロファイルを用いたがんの早期診断が可能と考えられている。膵癌，胆道癌においてもその実例は多く報告されており，またマイクロ RNA が診断マーカーのみならず予後予測マーカーとしても使用可能であることが示されている。現在われわれは，『体液中マイクロ RNA 測定技術基盤開発プロジェクト』と称して血清中マイクロ RNA の大規模データベース構築を進めており，この技術によるがん早期診断の実現にむけて前向き検証を開始している。

Key words：マイクロ RNA，エクソソーム，AUC

は じ め に

超音波内視鏡や ERCP の技術の進歩により，昨今では膵癌・胆道癌の確定診断には細胞診ないし組織診断がほぼ必須となった。しかし検体採取困難例や，画像上判断に難渋する例なども多く，診断補助ツールの需要は大きい。また一般集団を対象とするがん検診として膵癌・胆道癌のスクリーニングは実施されておらず，早期での発見例が少ないことが疾患予後を悪化させている一因である。体液中マイクロ RNA 診断は，血液・尿・唾液といった検体を用いて低侵襲で生検に匹敵する精度での良悪性診断を実現することを目標とした新規技術である。ここでは血液中マイクロ RNA の概要および，これを用いた膵癌・胆道癌診断の最新動向を紹介する。

I．血液中マイクロ RNA の特徴

マイクロ RNA とは 18〜25 塩基ほどで構成される小さな一本鎖 non-coding RNA である。2001 年にヒトを含む多くの生物において進化的に保存された配列としてマイクロ RNA が認知され[1]，最新のデータベース（miRBase）[2]によれば 2,588 種類のヒト成熟マイクロ RNA が同定されている。マイクロ RNA は主に，標的メッセンジャー RNA の 3' 非翻訳領域（UTR）に位置する相補的配列に，5' 末端の 2〜8 塩基（シード領域）の短い配列を用いて結合することにより，mRNA から蛋白質への翻訳を抑制する機能を有する。ほとんどの場合，マイクロ RNA とその相補的標的 mRNA 配列との完全な一致は必要とされず，1 種のマイクロ RNA が複数の mRNA を調節することができる。

がん組織中では，がん抑制遺伝子を阻害するマイクロ RNA や，がん遺伝子を阻害するマイクロ RNA の多様な発現異常がみられ，がんの発生および進行に関与する。各がん組織内のマイクロ RNA プロファイルは，がんの始原細胞の形質を保有しており，各臓器によって異なるプロファイルを示していることが知られている[3]。

一方，全身のあらゆる細胞はエクソソームとよばれ

Early Detection of Pancreatic Carcinoma and Cholangiocarcinoma Using Circulating microRNAs
Juntaro Matsuzaki et al
1) 国立がん研究センター研究所分子細胞治療研究分野
（〒 104-0045 中央区築地 5-1-1）

る直径約50〜150 nm 程の脂質二重膜に包まれた細胞外小胞（extracellular vesicles：EV）を分泌しており，こちらは従来，細胞にとっての不要物を細胞外へ放出するための機構と解釈されていた。しかし2007年にValadiら[4]によって，メッセンジャーRNAやマイクロRNAがエクソソームに内包されて細胞外へ分泌された後，他の細胞へと送達され，受け取った細胞内でも機能しうる可能性が指摘され，エクソソームを介した核酸の授受が新たな細胞間コミュニケーションツールであることが徐々に明らかとなった。すなわち細胞外へと分泌されたマイクロRNAは単なる細胞逸脱マーカーではなく，遠隔細胞へとシグナルを伝達する，いわばホルモンやサイトカインのような機能性分子として存在する。また，がん細胞由来のエクソソームは，がんが能動的に分泌していることから，血管浸潤に至っていない早期の段階でも血中に移行していることが十分に期待できる。

　実際，マイクロアレイ解析や次世代シーケンサーの性能の向上により，マイクロRNAの網羅的解析技術の精度は飛躍的に向上しており，1 mL に満たない血清または血漿から全マイクロRNAの定量を行うことができる。2008年のMitchellらの報告[5]を皮切りに，がんの有無を反映する血中マイクロRNAの探索を行った良好な成績が数多く報告されている[6]。

Ⅱ．血中マイクロRNAによる膵癌診断

　膵癌は，血液中マイクロRNA診断について世界中で比較的よく検討されているがん種の一つである。古いものは2009年にWangら[7]が，28名の膵癌患者および19名の非がん対照群より血漿を収集し，既報において膵癌組織中で高発現していることが報告されていた4種のmiRNA（miR-21，miR-210，miR-155，miR-196a）について定量的RT-PCRを実施し，そのすべてががん患者の血漿中で有意に高値であったことを報告した。これらを組み合わせることにより，感度64%，特異度89%，ROC曲線下面積（AUC）0.78の性能で膵癌と非がんを判別しえたと報告されている。

　血中マイクロRNAによる膵癌診断の可能性を大規模に評価するため，Schultzら[8]は409名の膵癌患者および，25名の慢性膵炎患者と312名の健常群より血液を採取し，探索群，訓練群，検証群の3群にランダムに分割した。探索群において定量的RT-PCRにより754種のマイクロRNAを測定し，膵癌診断マーカー候補マイクロRNAを38種に，さらに訓練群において13種に絞り込んだ。そして4種のマイクロRNA（miR-

145，miR-150，miR-223，miR-636）よりなるIndex Ⅰ と10種のマイクロRNA（miR-26b，miR-34a，miR-122，miR-126*，miR-145，miR-150，miR-223，miR-505，miR-636，miR-885.5p）よりなるIndex Ⅱを構築した。Index Ⅰ のAUCは0.86，感度85%，特異度64%で，Index Ⅱ のAUCは0.93，感度85%，特異度85%であった。一方，CA19-9のAUCは0.90，感度86%，特異度99%とマイクロRNAを上回る性能を示した。CA19-9と組み合わせたモデルとすることにより，Index Ⅰ のAUCは0.94，Index Ⅱ のAUCは0.93まで向上し，いずれもCA19-9単独での性能を有意に上回った。またStage ⅠA〜ⅡBの膵癌に限った場合にも，Index Ⅰ とCA19-9の組み合わせによるAUCは0.83，Index Ⅱ とCA19-9の組み合わせによるAUCは0.91に達したことから，血中マイクロRNAは早期の段階から膵癌を診断しうるという期待が明確になった。

　また膵癌のみならず，膵癌のハイリスク集団である膵管内乳頭粘液性腫瘍（IPMN）についても血中マイクロRNAによってある程度診断できる可能性が指摘されている。Permuth-Weyら[9]は，42名のIPMN患者と24名の健常群の血漿中より，800種類のマイクロRNAをnCounter技術を用いて定量し，30種のマイクロRNAによって達成しうる判別性能はAUC 0.74であった。また21名の膵癌症例と21例のIPMN症例の2群間についても，5種のマイクロRNAによる判別性能はAUC 0.73であった。この結果は，がん/非がんの判別能力には劣るものの，IPMNのスクリーニングおよびIPMNから膵癌発症のモニタリングに血中マイクロRNAを活用しうるものと考えられた。

　膵癌患者の血中マイクロRNAが健常と異なるプロファイルを示す原因はさまざま考えられるが，膵癌組織中のマイクロRNAの変動を反映しているものに関しては，その調節機序の検討も進められている。例えばLiら[10]は，健常群と比較して，膵癌患者ではAUC 0.86，慢性膵炎患者ではAUC 0.85という明確な差をもって血清中で上昇がみられるmiR-200 family（miR-200a，miR-200b）に注目し，膵癌組織内でのmiR-200 familyとその関連分子の発現を検討した。膵癌組織において，miR-200 familyは低メチル化状態であり，一方miR-200 familyと相互に抑制しあうことが知られているZEB2は高メチル化状態であった。メチル化修飾は主にその修飾部分の転写を阻害することから，これがmiR-200 familyの発現上昇およびZEB2の発現低下に寄与していると考えられた。実際，膵癌細胞株においてmiR-200 familyの阻害を行っても，ZEB2の回復はみられなかった。

また膵癌の存在診断のみならず，疾患予後を予測しうるマイクロ RNA の探索も行われている。Liang ら[11]は膵癌組織中と血漿中で miR-33a が相関しており，また非がん部よりも発現が低下していることを発見した。また膵癌患者の血漿中 miR-33a の低下は術後の全生存率の悪化とも有意に関連した。さらに膵癌細胞株において miR-33a を過剰発現させると細胞増殖が抑制され，Gemcitabine への感受性が向上した。また miR-33a の標的遺伝子として Pim-3 を見出し，miR-33a の過剰発現によって Pim-3 を阻害すると，その下流の AKT/Gsk-3β/β-catenin 経路のシグナル伝達も阻害された。このような膵癌組織中での miR-33a の腫瘍抑制性の機能を反映して，血漿中 miR-33a が膵癌の予後予測マーカーになりうると考えられた。

膵内分泌腫瘍に関しても Thorns ら[12]より報告がある。37 名の膵内分泌腫瘍患者と 9 名の非腫瘍性膵疾患患者，および 15 名の健常群より収集した血清および膵組織中のマイクロ RNA の検討より，miR-193b が膵内分泌腫瘍患者の血清中で上昇しており，また組織中においても腫瘍部で上昇していることが報告されている。しかしこの文献では AUC などの診断性能は評価されていない。

III. 血中マイクロ RNA による胆道癌診断

膵癌に比べると報告件数は少なくまた少数例での検討が多いが，胆道癌についても血中マイクロ RNA を用いて診断が可能であるという報告は複数存在する。それらを統合した最新のメタアナリシスによれば，計 501 名の胆道癌患者と 248 名の非がん対照群との判別性能は，感度が 83％，特異度が 79％，AUC が 0.88 と報告されている[13]。

Cheng ら[14]は胆道癌の進行度を予測する血清マイクロ RNA の探索を行っている。既報において胆道癌組織において変動することが知られている miR-21，miR-106a，miR-224，miR-224-2，miR-370 の 5 種のマイクロ RNA に注目し，103 名の胆道癌患者，34 名の良性胆道疾患患者，20 名の健常群の血清マイクロ RNA を定量したところ，胆道癌患者において miR-106a が有意に低下，miR-21 が有意に上昇していることがわかった。しかし miR-21 は胆道癌患者と良性胆道疾患患者の間に差がなかった。miR-224 と miR-224-2 は群間差がみられず，miR-370 は被験者内での検出率が 50％未満であった。miR-106a による胆道癌と健常群との判別性能は AUC 0.89，胆道癌と良性胆道疾患との判別性能は AUC 0.79 であった。miR-106a

の低下は胆道癌のリンパ節転移とも有意に関連し（ハザード比 18.3［95％信頼区間：5.9-56.4]），全生存期間とも関連がみられた。

また Kojima ら[15]は 100 名の膵癌患者，98 名の胆道癌患者，21 名の良性胆膵疾患患者，202 名の他消化器癌患者（食道癌・胃癌・大腸癌・肝臓癌），および 150 名の非がん対照群より血清を収集し，全例においてマイクロ RNA マイクロアレイを用いて網羅的解析を実施した。結果，膵癌患者で変動しているマイクロ RNA を 81 種，胆道癌患者で変動しているマイクロ RNA を 66 種同定したが，そのうち 55 種は膵癌と胆道癌で共通する挙動を示していた。膵癌または胆道癌を非がんから判別する性能は，8 種のマイクロ RNA の組み合わせによって感度 80％，特異度 97％，AUC 0.95 を達成しているが，マイクロ RNA によって膵癌と胆道癌を良好に鑑別することは難しい可能性を指摘している。

IV. 今後の課題

このように血中マイクロ RNA は低侵襲で早期のがん診断を可能とするツールとして大いに期待されている。また早期診断のみならず，治療方針の決定など実臨床のさまざまな局面で，血中マイクロ RNA をバイオマーカーとして活用することにより，個別化医療の実現に大きく貢献できる可能性がある。一方，血中マイクロ RNA 診断の技術的課題として，その測定方法によって定量性が一定していないという点があげられる。そのため，測定方法に依存しない普遍的な血中内部標準マイクロ RNA も定められたものは存在しない。研究者間で測定方法やデータの正規化の方法などが異なることで，結果的に世界中からさまざまな異なるマイクロ RNA が診断マーカー候補として報告され，収拾がついていない現状がある。また血中マイクロ RNA を診断マーカーとした場合の，疾患特異性も十分に評価されていない。例えば miR-21 などのよく知られたマイクロ RNA は膵癌以外にも大腸癌や乳癌，肝臓癌などで血中マーカーとしての報告があり，このような疾患特異性の低いマイクロ RNA は実臨床においては診断マーカーとしての有用性が不十分である[6]。

この混沌とした状況を交通整理するため現在，『体液中マイクロ RNA 測定技術基盤開発プロジェクト』と称して，血清マイクロ RNA による 13 種類の悪性腫瘍（胃癌，食道癌，肺癌，肝臓癌，胆道癌，膵臓癌，大腸癌，卵巣癌，前立腺癌，膀胱癌，乳癌，肉腫，神経膠腫）と認知症の早期診断マーカーの実用化をめざす産学官連携プロジェクトが進行中である。本プロ

ジェクトは複数の大学および企業との共同研究であるが，国立がん研究センターでは当センターバイオバンクに蓄積された70万検体を超える悪性腫瘍患者の血清を活用し，高感度マイクロアレイによる網羅的マイクロRNA解析情報と臨床情報とを統合した大規模な疾患血清マイクロRNAデータベースの構築を担当している。これを用いることで，血中マイクロRNAによって何が診断できて何が診断できないのか，その全体像を俯瞰することができつつある。またそこで集積された情報および2017年度より前向きに収集を開始した新鮮な検体での検証をふまえ，数年以内には診断ツールとして現場に導出したい考えである。

加えて，血中マイクロRNAは本来単なるマーカー分子ではなく，細胞間コミュニケーションツールとしての多くの機能を有しているものと考えられるが，その本質はほとんど解明されていない。データベースの情報を基礎研究に還元しさらなる追究を行うことにより，新たな治療標的の同定など疾患克服の一助になることを期待したい。

参 考 文 献

1) Lee RC, Ambros V : An extensive class of small RNAs in Caenorhabditis elegans. Science **294** : 862-864, 2001.

2) Kozomara A, Griffiths-Jones S : miRBase : annotating high confidence microRNAs using deep sequencing data. Nucleic Acids Res **42** : D68-D73, 2014.

3) Lu J, Getz G, Miska EA, et al. : MicroRNA expression profiles classify human cancers. Nature **435** : 834-838, 2005.

4) Valadi H, Ekström K, Bossios A, et al. : Exosome-mediated transfer of mRNAs and microRNAs is a novel mechanism of genetic exchange between cells. Nat Cell Biol **9** : 654-659, 2007.

5) Mitchell PS, Parkin RK, Kroh EM, et al. : Circulating microRNAs as stable blood-based markers for can-cer detection. Proc Natl Acad Sci U S A **105** : 10513-10518, 2008.

6) Matsuzaki J, Ochiya T : Circulating microRNAs and extracellular vesicles as potential cancer biomark-ers : a systematic review. Int J Clin Oncol **22** : 413-420, 2017.

7) Wang J, Chen J, Chang P, et al. : MicroRNAs in plasma of pancreatic ductal adenocarcinoma patients as novel blood-based biomarkers of disease. Cancer Prev Res（Phila）**2** : 807-813, 2009.

8) Schultz NA, Dehlendorff C, Jensen BV, et al. : MicroRNA biomarkers in whole blood for detection of pancreatic cancer. JAMA **311** : 392-404, 2014.

9) Permuth-Wey J, Chen DT, Fulp WJ, et al. : Plasma MicroRNAs as Novel Biomarkers for Patients with Intraductal Papillary Mucinous Neoplasms of the Pancreas. Cancer Prev Res（Phila）**8** : 826-834, 2015.

10) Li A, Omura N, Hong SM, et al. : Pancreatic cancers epigenetically silence SIP1 and hypomethylate and overexpress miR-200a/200b in association with ele-vated circulating miR-200a and miR-200b levels. Cancer Res **70** : 5226-5237, 2010.

11) Liang C, Yu XJ, Guo XZ, et al. : MicroRNA-33a-medi-ated downregulation of Pim-3 kinase expression ren-ders human pancreatic cancer cells sensitivity to gemcitabine. Oncotarget **6** : 14440-14455, 2015.

12) Thorns C, Schurmann C, Gebauer N, et al. : Global microRNA profiling of pancreatic neuroendocrine neoplasias. Anticancer Res **34** : 2249-2254, 2014.

13) Zhou J, Liu Z, Yang S, et al. : Identification of microR-NAs as biomarkers for cholangiocarcinoma detec-tion : A diagnostic meta-analysis. Clin Res Hepatol Gastroenterol **41** : 156-162, 2017.

14) Cheng Q, Feng F, Zhu L, et al. : Circulating miR-106a is a Novel Prognostic and Lymph Node Metastasis Indicator for Cholangiocarcinoma. Sci Rep **5** : 16103, 2015.

15) Kojima M, Sudo H, Kawauchi J, et al. : MicroRNA markers for the diagnosis of pancreatic and biliary-tract cancers. PLoS One **10** : e0118220, 2015.

* * *

特集

胆と膵 Vol. 39 (4) p. 327~331, 2018

Precision medicine をめざした胆道・膵悪性腫瘍ゲノム医療の最前線

EUS-FNA 検体を用いた膵癌ゲノム解析の現状と課題

須藤研太郎[1]

要約：Precision medicine の確立のみならず，膵癌にみられる臨床的多様性の分子病態解明においても FNA 検体を用いたゲノム解析に期待される役割は大きい。一方，間質成分が多いという膵癌の特性に加え，正常細胞混入が不可避である FNA 検体では腫瘍細胞比率の著しく低い検体もみられ，ゲノム解析の報告はごくわずかである。薬剤選択を目的としたクリニカルシーケンスではこうした検体も含めて，いかに高い精度を担保していくかが重要な課題だが，高精度のゲノム解析の実現には検体採取の時点からさまざまな留意点が必要となる。さらに，low cellularity tumor である膵癌 NGS 解析では腫瘍含量を高める工夫や高いシーケンスカバレッジの重要性が報告されるが，FNA 検体におけるデータは乏しい。本稿では FNA 検体を用いたゲノム解析の現状および今後の課題につき概説する。

Key words：膵癌，EUS-FNA，ゲノム解析，次世代シーケンサー

はじめに

近年，次世代シーケンサー（NGS）の登場により，膵癌ゲノムならびに遺伝子発現異常が解明されつつあり，分子プロファイルに基づいたサブタイプ分類も提唱されている[1~9]。さらに最近では臨床検体を用いた腫瘍のゲノムプロファイリングにより，適切な薬剤選択を試みる"クリニカルシーケンス"も行われる。

一方，これまで報告された膵癌のゲノム解析はほとんどが細胞株や切除検体を用いた検討であり（表1），膵癌患者の大多数を占める切除不能例での検討はごくわずかである。現在，超音波内視鏡下穿刺吸引法（EUS-FNA）により，切除不能例においても容易に腫瘍組織を採取することが可能となっており，ゲノム解析法の確立に期待される。本稿では FNA 検体を用いたゲノム解析の現状および課題について概説する。

Genomic Analysis Using EUS-FNA Samples in Pancreatic Cancer

Kentaro Sudo

1）千葉県がんセンター消化器内科（〒 260-8717 千葉
市中央区仁戸名町 666-2）

I. NGS 解析と腫瘍細胞比率

精度の高い NGS 解析には腫瘍細胞比率の高い検体を用いることが望ましい。TCGA（The Cancer Genome Atlas）では腫瘍の NGS 解析に 60%以上の腫瘍含量の検体を条件としているが，一般に膵癌組織は豊富な間質を有し，腫瘍含有率は低く 5~20%程度と報告される[9]。FNA 検体は微小であり，正常細胞混入も不可避であるため，ほとんど腫瘍細胞が含まれない検体も存在する。

これまでの膵癌切除検体を用いた報告では，全ゲノムシーケンス（whole genome sequencing：WGS）で 40%以上の腫瘍細胞比率[3,6]，全エクソンシーケンス（whole exome sequencing：WES）で 12~50%以上[2,4,6]，がん関連遺伝子に限定したターゲットシーケンスで 10~20%以上の検体が使用されている[5,10]（表1）。既報では腫瘍細胞含有率の高い検体を選択するために，さまざまな工夫が行われる（表2）。マイクロダイセクションやマクロダイセクションなどの一般的手法のほか[4,5,7,8]，患者腫瘍細胞由来の細胞株や xenograft の作成[3]，SNP アレイや *KRAS* シーケンスデータより *in silico* で腫瘍細胞比率を推定する方法[2,3,6]，フローソーティングにより aneuploid nuclei を選別す

表 1 　膵癌を対象としたゲノム解析

報告者	報告誌	検体	腫瘍細胞比率および解析法
Jones（2008）[1]	Science	Cell line/Xenograft（n＝24）	サンガー法による WES
Biankin（2012）[2]	Nature	切除検体（n＝99）	20％≦　WES
Waddell（2015）[3]	Nature	切除検体（n＝75） Cell line（n＝25）	40％≦　WGS
Witkiewicz（2015）[4]	Nat Commun	切除検体（n＝109）	50％＜　WES
Sausen（2015）[5]	Nat Commun	切除検体（n＝101）	10％≦（flow sorting により aneuploid nuclei を選別。） WES（n＝24）　Targeted Seq（n＝77）
Bailey（2016）[6]	Nature	切除検体（n＝342） Cell line（n＝41）	40％＜：WGS（n＝179），RNA-Seq（n＝96） 12〜40％：WES（n＝204）
Connor（2016）[7]	JAMA Oncol	切除検体（n＝160）	WGS，RNA-seq
Notta（2016）[8]	Nature	切除検体（n＝107）	WGS
Cancer Genome Atlas Research Network（2017）[9]	Cancer Cell	切除検体（n＝150）	病理での cellularity：median，18％（0〜53％） WES data による cellularity：33％（9〜89％） 解析法：WES，Targeted Seq，RNA-Seq

WGS：Whole genome sequencing，WES：Whole exome sequencing，Seq：sequencing

表 2 　low cellularity tumor である膵癌 NGS 解析における工夫

・マイクロダイセクション，マクロダイセクション[4,5,7,8]
・患者腫瘍由来の cell line，xenograft の作成[3]
・SNP アレイや *KRAS* 遺伝子ディープシーケンスデータ解析による腫瘍細胞比率の推定[2,3,6]
・Flow sorting による aneuploid nuclei の選別[5]
・高カバレッジのディープシーケンスによる低頻度変異の検出[9]

る方法[5]などがあげられる。ただ，いずれの方法も FNA 検体における報告は乏しく，各手法の妥当性も十分検証されているとはいいがたい。また，検体や腫瘍細胞を選択して解析することによるバイアスについても未知数である。

この他，膵癌のように腫瘍細胞比率の低い腫瘍に対する NGS 解析では十分なシーケンスカバレッジを確保することが重要である。高カバレッジのディープシーケンスにより腫瘍細胞比率の低いサンプル中の低頻度変異に対する感度が上昇することが報告されている[9]。薬剤選択を目的としたクリニカルシーケンスは高い精度，解析成功率が求められるため，対象を actionable 変異（治療標的として活用しうる変異）に限定することで，高カバレッジを確保できるターゲットシーケンスが行われることが多い。

Ⅱ．凍結検体とホルマリン固定標本

一般にゲノム解析を行う場合，凍結検体を用いる方法とホルマリン固定パラフィン包埋標本（FFPE）を用いる方法がある。凍結検体のほうが FFPE と比較

し，DNA・RNA の変性，劣化が少なく，NGS 解析には望ましい。一方，FFPE は既存検体を使用できるというメリットがあり，クリニカルシーケンス導入には適するが，ホルマリン固定に伴う核酸の変性が問題となる。

精度の高い解析を行うためには検体の収集の時点からさまざまな留意点が必要となる。詳細は日本病理学会が中心となって策定した「ゲノム研究用病理組織検体取扱い規程」[11]ならびに「ゲノム診療用病理組織検体取扱い規程」[12]を参照されたい。

研究用に凍結保存を行う場合，可及的すみやかに検体を採取し，望ましくは手術標本摘出後30分以内に急速凍結を行う[11]。長期保管には液体窒素保存容器（−180℃程度）が理想的だが，超低温槽（−80℃）も可とされている[11]。マイクロダイセクションを行う場合は，Optimal Cutting Temperature（OCT）compound に包埋し，凍結保存する[11]。核酸庇護剤はかえって RNA の品質を低下させる場合があり，すみやかに組織採取・急速凍結が可能な施設においては，庇護剤を使用しないこともすすめられる[11]。

病理検体のホルマリン固定では，DNA 解析を念頭に置く場合，10％中性緩衝ホルマリン溶液を使用し，固定は6〜48時間にとどめることが望ましい[12]。なお，微小な生検検体ではさらに短い固定時間（6〜24時間）とすることも検討すべきとされる[12]。

Ⅲ．FNA 検体を用いたゲノム解析の報告

これまで FNA 検体を用いた NGS 解析の報告はごくわずかである。Mayo クリニックの Gleeson ら[10]は47

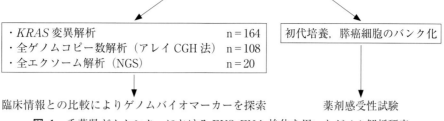

図1 千葉県がんセンターにおける EUS-FNA 検体を用いたゲノム解析研究

例を対象として 20％以上の腫瘍細胞を有する細胞診スライドより DNA を抽出，34 例（72.3％）に対し 160 遺伝子を標的としたターゲットシーケンスを行った。最終的に解析は 29 例（膵癌は 22 例）で完遂し，KRAS（93％），TP53（72％），SMAD4（31％），GNAS（10％）などの遺伝子変異を認めた。このうち 18 例では切除標本（FFPE）の解析も行い，FNA 細胞診検体との高い一致率が示されている。

Kameta ら[13]は膵管癌 27 例を含む膵病変 38 例を対象として FNA 検体を用いた検討を報告している。凍結検体より DNA を抽出し，50 のがん関連遺伝子ホットスポット領域を標的としたシーケンスを施行，膵管癌 27 例中 26 例（96％）に KRAS 変異，12 例（44％）に TP53 変異を同定し，FNA 検体であっても高い感度で解析可能であったとしている。

この他，本邦では国立がん研究センターが中心となり進行消化器癌を対象とした全国的なクリニカルシーケンスを行っている（Scrum Japan GI-screen）。詳細は本誌該当項目を参照いただきたいが，本研究はFFPE 検体のマイクロダイセクションを行い，143 遺伝子を標的としたターゲットシーケンスを施行，がん関連遺伝子異常の割合や臨床病理学的所見との関連を評価することを目的としている。2017 年 ESMO において膵癌 178 例の解析結果が報告され，119 例（66.9％）でNGS解析が完遂された[14]。検体採取法の内訳は切除検体（37.6％），EUS-FNA（22.5％），針生検（33.7％）であったが，FNA 検体を用いた 40 例でも 24 例（60％）で解析が施行可能であった。

Ⅳ．千葉県がんセンターにおける取り組み

当院では倫理審査委員会の承認のもと，切除不能膵癌を対象として FNA 検体を用いたゲノム解析に取り組んでいる（図1）。主たる目的はゲノム異常プロファイルと臨床情報を比較し，臨床応用可能なゲノムバイオマーカーを確立することにある。

本研究では未治療の膵癌患者より事前に同意取得を行い，FNA 検体を凍結保存，DNA を抽出する。穿刺針は通常診断用に用いる 22 G 針を使用している。159 例の FNA 検体より抽出した DNA は 1 検体あたり中央値 1.146 μg（0.019〜19.5 μg）であった。われわれは NGS を用いた WES を行っているが，解析には 0.05 μg の DNA が必要である。FNA 検体は微小であるが，DNA 抽出量についてのみいえば，大多数の検体で解析に十分な DNA を採取しうる。

本研究では凍結検体を使用しているが，マイクロダイセクションは必ずしも容易でないため，腫瘍細胞含有の有無を推定するため KRAS 変異の有無をダイレクトシーケンス法で確認している。ダイレクトシーケンス法は KRAS 変異解析の代表的な手法であり，腫瘍細胞比率 10〜25％以上の検体で KRAS 変異を検出可能とされる。KRAS 変異の確認できない検体は KRAS wild か腫瘍細胞比率の著しく低い検体のいずれかと考えられる。一般に大多数（95％）の膵癌が KRAS 変異を有するため，KRAS 変異の確認できない検体の扱いは慎重に考える必要がある。また，コピー数が考慮されていないなどの問題はあるが，ダイレクトシーケンス法の mutant/wild アレル比から簡易的に検体の腫瘍細胞比率を推定することも可能と報告される[15]。

この他，われわれは検体の選択に際し，必要に応じアレイ CGH 法による全ゲノムコピー数プロファイルも参考にしている。KRAS 変異のない膵癌も一部に存在するため，こうした腫瘍の解析にはゲノムコピー数異常の確認は有効性が高い（図2）。抽出した DNA 解析で KRAS 変異およびコピー数異常を認めない検体は腫瘍細胞比率が極めて少ないと考えられ，NGS 解析の対象からは除外している。

これまでわれわれは FNA 検体を用いた WES を 20 例，アレイ CGH 法による全ゲノムコピー数解析を 108 例に対し施行しており，臨床的に有用なゲノムバイオマーカーの確立をめざして研究を進めている。

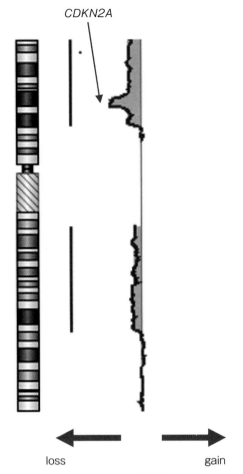

図2 *KRAS* wild 膵癌検体のアレイ CGH によるコピー数解析
9番染色体のコピー数変化。中央線の左側が loss，右側が gain の領域を表す。9p および 9q に広範な loss を認めるが，9p には限局性の欠失を認める。同部には代表的な癌抑制遺伝子である *CDKN2A* が存在しており，腫瘍細胞の存在が示唆される。

V. 今後の課題

Precision medicine の確立のみならず，膵癌にみられる臨床的多様性の分子病態解明においても FNA 検体を用いたゲノムプロファイリングに期待される役割は大きい。

間質成分が多いという膵癌の特性に加え，正常細胞混入が不可避である FNA 検体では腫瘍細胞比率の著しく低い検体も少なくない。薬剤選択を目的としたクリニカルシーケンスではこうした検体も含めて，いかに高い精度を担保していくかが重要な課題である。本稿では腫瘍細胞比率を高める工夫や高いシーケンスカバレッジの重要性を述べたが，精度を高めるためにはコストが必要であり大きな障壁となる。具体的な

FNA 検体の採取，取り扱い方法についてもデータが不十分なのが現状であり，使用する穿刺針や穿刺回数，保存法（凍結，FFPE），マイクロダイセクションの有無など，今後データの集積が必要である。

また，FNA 検体に限ったことではないが，ゲノム解析では同一の腫瘍内にみられる heterogeneity が問題となる。複数部位からの検体を使用することで，ある程度対応できる可能性はあるが，全体をカバーすることは難しい。

この他，クリニカルシーケンスにおける重要な課題は NGS で同定された actionable な遺伝子異常と対応する薬剤が必ずしも確立されていないという点である。フランスで標準治療抵抗性の固形癌患者を対象に行われた無作為化比較第Ⅱ相試験（SHIVA 試験）では，ゲノム解析に基づいた薬剤の適応外使用というストラテジーが患者の無増悪生存期間延長につながらないという報告もなされている[16]。高頻度マイクロサテライト不安定性（MSI-H）またはミスマッチ修復機構欠損（dMMR）に対する pembrolizumab のように臓器横断的に FDA の承認を得た薬剤が登場した一方，BRAF V600E 変異に対する vemurafenib のように，同一の遺伝子変異を有していても薬剤の効果は臓器ごとに異なるケースも明らかになっている。今後，個々の actionable な遺伝子異常を治療対象としてどう取り扱うかについて詳細な検討が必要である。

参考文献

1) Jones S, Zhang X, Parsons DW, et al.：Core signaling pathways in human pancreatic cancers revealed by global genomic analyses. Science **321**：1801-1806, 2008.
2) Biankin AV, Waddell N, Kassahn KS, et al.：Pancreatic cancer genomes reveal aberrations in axon guidance pathway genes. Nature **491**：399-405, 2012.
3) Waddell N, Pajic M, Patch AM, et al.：Whole genomes redefine the mutational landscape of pancreatic cancer. Nature **518**：495-501, 2015.
4) Witkiewicz AK, McMillan EA, Balaji U, et al.：Whole-exome sequencing of pancreatic cancer defines genetic diversity and therapeutic targets. Nat Commun **6**：6744, 2015.
5) Sausen M, Phallen J, Adleff V, et al.：Clinical implications of genomic alterations in the tumour and circulation of pancreatic cancer patients. Nat Commun **6**：7686, 2015.
6) Bailey P, Chang DK, Nones K, et al.：Genomic analyses identify molecular subtypes of pancreatic cancer. Nature **531**：47-52, 2016.
7) Connor AA, Denroche RE, Jang GH, et al.：Associa-

tion of distinct mutational signatures with correlates of increased immune activity in pancreatic ductal adenocarcinoma. JAMA Oncol 3 : 774-783, 2017.

8) Notta F, Chan-Seng-Yue M, Lemire M, et al. : A renewed model of pancreatic cancer evolution based on genomic rearrangement patterns. Nature 538 : 378-382, 2016.

9) Cancer Genome Atlas Research Network : Integrated Genomic Characterization of Pancreatic Ductal Adenocarcinoma. Cancer Cell 32 : 185-203, 2017.

10) Gleeson FC, Kerr SE, Kipp BR, et al. : Targeted next generation sequencing of endoscopic ultrasound acquired cytology from ampullary and pancreatic adenocarcinoma has the potential to aid patient stratification for optimal therapy selection. Oncotarget 7 : 54526-54536, 2016.

11) http://pathology.or.jp/genome/kitei.html

12) http://pathology.or.jp/news/whats/genome-kitei-170915.html

13) Kameta E, Sugimori K, Kaneko T, et al. : Diagnosis of pancreatic lesions collected by endoscopic ultrasound-guided fine-needle aspiration using next-generation sequencing. Oncol Lett 12 : 3875-3881, 2016.

14) Naruge D, Morizane C, Ueno M, et al. : The nationwide cancer genome screening project in Japan SCRUM-Japan GI-SCREEN : Efficient identification of cancer genome alterations in advanced pancreatic cancer. Ann Oncol Abstract Book of the 42nd ESMO Congress （ESMO 2017） : 41, 2017.

15) Soh J, Okumura N, Lockwood WW, et al. : Oncogene mutations, copy number gains and mutant allele specific imbalance （MASI） frequently occur together in tumor cells. PLoS One 4 : e7464, 2009.

16) Le Tourneau C, Delord JP, Gonçalves A, et al. : Molecularly targeted therapy based on tumour molecular profiling versus conventional therapy for advanced cancer（SHIVA） : a multicentre, open-label, proof-of-concept, randomised, controlled phase 2 trial. Lancet Oncol 16 : 1324-1334, 2015.

＊　　　　＊　　　　＊

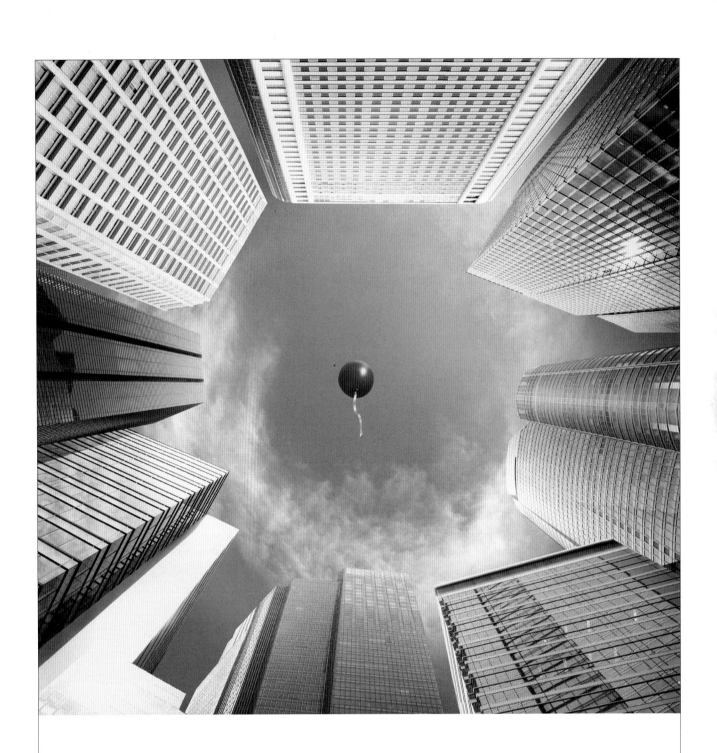

プロトンポンプ・インヒビター　　エソメプラゾールマグネシウム水和物カプセル

ネキシウム®カプセル 10mg / 20mg

薬価基準収載

処方箋医薬品注)
注)注意―医師等の処方箋により使用すること

効能・効果、用法・用量、効能・効果に関連する使用上の注意、
禁忌を含む使用上の注意等については添付文書をご参照ください。

販売元(資料請求先)
第一三共株式会社
Daiichi-Sankyo
東京都中央区日本橋本町3-5-1

製造販売元(資料請求先)
アストラゼネカ株式会社
大阪市北区大深町3番1号
0120-189-115
(問い合わせフリーダイヤル メディカルインフォメーションセンター)

2015年1月作成

特集

Precision medicine をめざした胆道・膵悪性腫瘍ゲノム医療の最前線

ヒト膵癌オルガノイド培養を用いた薬剤感受性評価の展望

上野　康晴[1]・谷口　英樹[1]

要約：近年の細胞培養技術の発展とともに，ヒト組織を *in vitro* で再構成するための技術基盤が確立されつつある。幹細胞生物学や再生医学の領域においては，培養環境下で自己組織化を伴いながら生体組織に類似した構造をもつ組織（オルガノイド）を再構成するための手法が確立され，機能的な臓器の作製にむけた開発が進みつつある。一方，癌研究においては癌細胞の治療抵抗性に微小環境が深く関与することが明らかとなり，オルガノイド培養技術を用いて間質を伴うヒト癌組織を人為的に再構成し，微小環境を再現しながら薬剤感受性評価を行う新たなアプローチが確立されつつある。本稿では，癌の薬剤感受性評価におけるオルガノイド培養技術の応用について概説する。また，癌オルガノイドを用いた薬剤感受性評価の将来展望についても議論したい。

Key words：ヒト癌オルガノイド，癌微小環境，三次元培養，薬剤評価

はじめに

　抗癌剤開発では，細胞株を用いた薬剤評価により化合物の絞り込みが行われる。膵癌は全体での5年生存率が約7%，手術適応症例で術後治療を受けた患者においても5年生存率が約19%と低く，治療効果の高い薬剤の開発が喫緊の課題となっている[1]。膵癌の創薬では細胞株を用いた *in vitro* 薬剤スクリーニングが進められてきたが，膵癌細胞株の薬剤感受性が *in vitro* と *in vivo* で解離するため，スクリーニングの過程で有効な薬剤が脱落する課題がある。その要因としては，癌細胞の薬剤感受性は癌細胞の細胞極性や間質からのシグナルに影響を受けるが，従来の培養系では極性を保持した癌細胞の培養が困難であることや癌間質を再現できないことがあげられる[2]。すなわち *in vitro* において癌の治療抵抗性に深くかかわる微小環境を再現する手法が欠如していることが課題となっている。

Prospects for Drug Evaluation Using Human Pancreatic Cancer Organoids

Yasuharu Ueno et al

1) 横浜市立大学大学院医学研究科臓器再生医学
　（〒236-0004 横浜市金沢区福浦 3-9）

　一方，幹細胞生物学や再生医学分野の目覚ましい発展により，立体的なヒト組織を *in vitro* において再現するオルガノイド培養技術が確立されつつある[3,4]。オルガノイド培養技術を固形癌の癌細胞の培養に応用し，細胞極性や癌間質を再現する手法を確立できれば，従来よりも高い精度で薬剤感受性評価を行うことができると期待されている。癌オルガノイドを用いた薬剤評価は癌の創薬や診断法の開発に大きなインパクトを与えつつある。

Ⅰ．癌微小環境とは

　古くから，癌細胞の特性に，癌細胞を取り巻く周囲の環境が重要な役割をもつことが議論されてきた。Stephen らは 1889 年に癌の転移に関して"seed and soil theory"を提唱し，微小環境の存在を示唆している[5]。

　癌は，癌細胞，間質細胞（間葉系細胞，血管内皮細胞，免疫担当細胞）およびこれらの細胞から産生される細胞外マトリクスなどから構成される。癌の間質では，癌細胞が周囲の細胞あるいは細胞外マトリクスとさまざまなレベルで相互作用を行いながら，癌に特有な微小環境が形成されると考えられている[6]（図 1）。

　膵癌はさまざまな癌の中でもとくに予後不良の難治癌であるとともに，豊富な間質を有する特徴をもつ[7]。

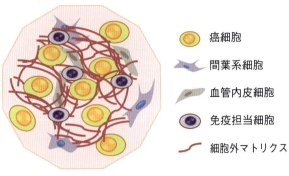

図 1 癌微小環境

膵癌細胞の治療抵抗性と癌間質の間には深いかかわりがあり，例えば，膵癌の間質において発現が亢進するインターロイキン6（IL-6）は膵癌細胞のアポトーシス耐性に寄与すること，間質に豊富に存在するヒアルロン酸は組織の間質圧を増加させ癌細胞への薬剤の浸透を妨げること，間質増生による低酸素領域の形成後に膵癌細胞の治療抵抗性が亢進することが明らかとなっている[8〜10]。また，間質からのシグナルは，膵癌細胞の細胞極性に影響を及ぼし，薬剤感受性を変化させることも報告されている。以上のように，膵癌の治療抵抗性には間質の微小環境が重要な役割をもつため，微小環境を再現しながら薬剤評価を行うことが重要と考えられる。以降，微小環境を伴うヒト膵癌組織を in vivo あるいは in vitro で再現するためのさまざまな試みについて紹介する。

II．ヒト膵癌ゼノグラフトモデルの課題

古くから，免疫不全動物の体内で微小環境を伴うヒト癌組織を再現する試みが行われ，ヒト癌細胞株の移植モデル（Cell line-derived xenograft：CDX），あるいは，癌患者から分離した組織の移植モデル（Patient-derived xenografts：PDX）が確立している[11,12]。CDXモデルは，平面培養された癌細胞を移植し評価を行う方法であるが，平面培養の過程で癌細胞が上皮細胞としての特性を失うこと，あるいは，遺伝子変異が蓄積しゲノム不安定性が増すことなどから，樹立元の癌に類似した組織を再現できない課題が報告されている[13]。一方，PDXモデルは，CDXモデルと異なり，免疫不全マウス内で膵癌に特徴的な高密度な間質，脆弱な血管などから成るヒト膵癌組織を再現することができる利点をもつが，PDXを継代する過程でヒト間質が消失する問題が報告されており，微小環境の再現性に課題がある[14,15]。加えて，ゼノグラフト作製には免疫不全動物の利用が必要不可欠であり，解析にコストがかかる課題があるため，大規模な薬剤評価に応用することが難しい。そこで，ゼノグラフトモデルに代わる，in vitro 薬剤評価モデルの確立が望まれてきた。

III．ヒト膵癌培養モデル

1．癌細胞の二次元培養評価法

二次元培養下で樹立された細胞株を用いた薬剤評価は，培養操作の容易さや培養コストの低さから大規模な薬剤評価において広く用いられてきた（図2，平面培養法）。しかしながら，癌細胞の極性を保持して拡大培養を行うことができない課題や拡大培養の過程で遺伝子変異が蓄積する課題が明らかとなっている[10,13,14]。また，膵癌では，癌細胞の薬剤感受性が細胞極性と深く関与することが明らかとなっている。膵癌細胞は細胞極性が破綻すると細胞極性に関連するシグナル経路が変化し，癌細胞の増殖能や薬剤感受性が変化することが報告されている[16]。癌細胞の二次元培養評価法では細胞極性を保持できない課題，および，癌間質を再現することができない課題がある。

2．癌細胞の三次元培養評価法

1）スフェロイド培養法

二次元培養下で細胞極性が再現されない要因として，癌細胞の接着の自由度が低いことがあげられる。そこで，低接着処理が施された培養皿やアガロースコートされた培養皿を用いて癌細胞を浮遊状態で培養し，細胞凝集体（スフェロイド）を誘導するための手法が検討されてきた[17]（図2，スフェロイド培養法）。スフェロイド培養法は，スフェロイドの内部に低酸素領域が誘導され低酸素ストレスを再現できる利点があるが，上皮細胞の極性を再構成する点においては課題があり，この手法では腺管様構造を有する組織を再現することが困難である。なお，前述の二次元培養系と同様に間質が再現されない点も課題である。

2）細胞外マトリクスを用いた癌オルガノイド培養法
①癌細胞から構成されるオルガノイド培養法

幹細胞生物学や再生医学の領域では，幹細胞のニッチを in vitro で再現するための検討が行われており，この知見をもとに，腸・胃・肝臓・腎臓などから分離した細胞を用いて立体的な組織（上皮細胞から構成されるオルガノイド）を創出し，評価する手法が開発されている[3,18〜20]。

オルガノイド培養法は前述したスフェロイド培養法と異なり，成長因子や細胞外マトリクスを用いてニッチを再現し，幹細胞の自律的な組織形成を誘導できる点に特徴がある。膵臓においては，Clevers らが，マ

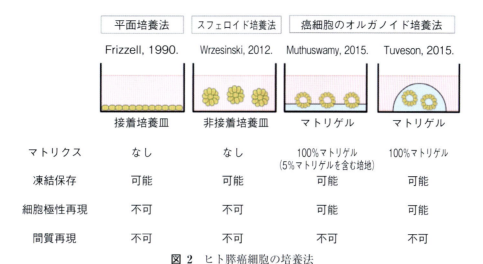

図2 ヒト膵癌細胞の培養法

トリゲルとR-spondinを含む培地を用いて，マウス膵臓オルガノイドを誘導する手法を確立している[3]。さらに，Tuvesonら[21]は，Wnt3aを含む培地を用いてマトリゲル内でヒト膵癌臨床検体から分離した膵癌細胞からオルガノイドを創出することに成功している（図2，癌細胞のオルガノイド培養法）。また，Muthuswamyら[22]も，低濃度のマトリゲルを含む培地を用いることにより，マトリゲル上でヒト膵癌オルガノイドを再構成することに成功している。なお，オルガノイド培養法を用いて拡大培養された癌細胞は，平面培養されたものと比べて培養時の遺伝子変異を抑制できることも報告されており，培養細胞を対象として正確なゲノム解析を行うことができる利点を有する[10,13,21]。しかしながら，この培養法は癌細胞のみを培養するものであり，癌間質を再現できない課題がある。

②間質を伴う癌オルガノイド培養法

これまでに報告されたオルガノイド（上皮細胞から構成されるオルガノイド）培養技術は，固形癌に由来する癌細胞の拡大培養および評価において有益である一方，間質での微小環境を再現することができない課題があった。最近，われわれの研究グループは，膵癌患者から分離したプライマリヒト膵癌細胞をオルガノイド培養法で拡大培養した後，一定の条件下でヒト間質細胞と三次元的に共培養することにより，間質を伴うヒト膵癌オルガノイド（癌細胞と間質細胞の双方で構成される膵癌オルガノイド）を創出する手法を確立した（図3a，特願2017-001445）。この手法で作製されたヒト膵癌オルガノイド内では，シスト状に配列した膵癌細胞の周囲に間質細胞が存在し，さらに，間質内でヒト膵癌に特徴的なヒアルロン酸，Ⅰ型コラーゲンなどの細胞外マトリクスが蓄積することが確認された。また，間質を伴うヒト膵癌オルガノイドを免疫不

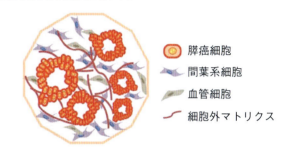

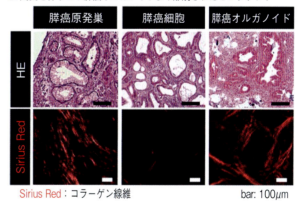

図3 間質を伴うヒト膵癌オルガノイドの創出

全マウスに移植すると豊富な間質を伴うヒト膵管癌様組織を再現できることが明らかとなった（図3b）。間質を伴うヒト膵癌オルガノイドは，癌細胞のみを用いた対照群と比べて，in vitro，in vivoの双方で高い薬剤耐性を示すことが明らかとなっている（論文投稿中）。間質を伴うヒト膵癌オルガノイドの培養系は，微小環境を伴う薬剤スクリーニング系となるだけでなく，ヒト膵癌の微小環境を解明するための新たなモデルとしても期待される。

IV. 今後の展望

オルガノイド培養技術を用いてヒト膵癌組織中に存在する癌細胞の極性を保持しながら培養することが可能となった。また，間質を伴う新たなオルガノイド培養法が開発され，癌微小環境下で膵癌細胞の薬剤評価を実施するための基盤技術が確立しつつある。これらの技術は，治療効果の高い薬剤を同定するための強力なツールになると考えられる。膵癌の治療薬開発におけるオルガノイド利用の利点は二点あげられる。まず，微小環境を伴う癌オルガノイドを用いた薬剤スクリーニングを行うことにより，従来の二次元培養系よりも高い精度で薬剤の感受性を評価することが可能となる点である。この方法を用いることで，従来のスクリーニングで脱落した薬剤の中から有効な薬剤を抽出できる可能性がある。また，癌オルガノイドを用いて *in vitro* において癌の微小環境を再現することにより，同一の培養環境下でさまざまな患者に由来する癌細胞の薬剤感受性を比較・検討することができる点があげられる。オルガノイド培養技術と遺伝子編集技術を組み合わせることにより，癌の治療抵抗性機構の解明を加速させることができると考えられる。なお，間質を伴う癌オルガノイド内においては複数の種類の細胞の間で相互作用が生じ，薬剤抵抗性が生じる。近年，急速に発展したシングルセル RNA シークエンス解析やシングルセルイメージング解析などは，オルガノイド内の細胞間相互作用の実態解明を進めるうえで強力な解析基盤になると期待される[20]。

一方で，癌オルガノイド培養技術はさまざまな患者の癌細胞のライブラリ化を進めるうえでも有益である。癌細胞ライブラリを対象として薬剤感受性を評価しながらゲノム解析や遺伝子発現解析を行い，これらの情報を紐付けることにより，ゲノム情報や遺伝子発現情報などに基づいて個別化医療を進めるための評価基盤を確立することが期待される。

なお，これらの癌オルガノイド培養技術を活用した評価基盤を確立するためには，間質を伴う癌オルガノイドを安定的かつ，大量に調製するための培養技術の確立が急務である。癌オルガノイド作製方法の標準化，低分子化合物などのサイトカイン代替物を用いた培養コストの低減，スループットの高い評価系の確立が必要不可欠である。

参 考 文 献

1) Siegel RL, Miller KD, Jemal A : Cancer Statistics 2017. CA Cancer J Clin **67** : 7-30, 2017.

2) Weaver VM, Lelièvre S, Lakins JN et al. : beta4 integrin-dependent formation of polarized three-dimensional architecture confers resistance to apoptosis in normal and malignant mammary epithelium. Cancer Cell **2** : 205-216, 2002.

3) Sato T, Vries RG, Snippert HJ, et al. : Single Lgr5 stem cells build crypt-villus structures in vitro without a mesenchymal niche. Nature **459** : 262-265, 2009.

4) Ootani A, Li X, Sangiorgi E, et al. : Sustained in vitro intestinal epithelial culture within a Wnt-dependent stem cell niche. Nat Med **15** : 701-706, 2009.

5) Fidler IJ : The pathogenesis of cancer metastasis : the 'seed and soil' hypothesis revisited. Nat Rev Cancer **3** : 453-458, 2003.

6) Quail DF, Joyce JA : Microenvironmental regulation of tumor progression and metastasis. Nat Med **19** : 1423-1437, 2013.

7) Bardeesy N, DePinho RA : Pancreatic cancer biology and genetics. Nat Rev Cancer **2** : 897-909, 2002.

8) Zhang Y, Yan W, Collins MA, et al. : Interleukin-6 is required for pancreatic cancer progression by promoting MAPK signaling activation and oxidative stress resistance. Cancer Res **73** : 6359-6374, 2013.

9) Provenzano PP, Cuevas C, Chang AE, et al. : Enzymatic targeting of the stroma ablates physical barriers to treatment of pancreatic ductal adenocarcinoma. Cancer Cell **21** : 418-429, 2012.

10) Özdemir BC, Pentcheva-Hoang T, Carstens JL, et al. : Depletion of carcinoma-associated fibroblasts and fibrosis induces immunosuppression and accelerates pancreas cancer with reduced survival. Cancer Cell **25** : 719-734, 2014.

11) Delitto D, Pham K, Vlada AC, et al. : Patient-derived xenograft models for pancreatic adenocarcinoma demonstrate retention of tumor morphology through incorporation of murine stromal elements. Am J Pathol **185** : 1297-1303, 2015.

12) Gao H, Korn JM, Ferretti S, et al. : High-throughput screening using patient-derived tumor xenografts to predict clinical trial drug response. Nat Med **21** : 1318-1325, 2015.

13) Fey SJ, Wrzesinski K : Determination of drug toxicity using 3D spheroids constructed from an immortal human hepatocyte cell line. Toxicol Sci **127** : 403-411, 2012.

14) Hidalgo M, Amant F, Biankin AV, et al. : Patient-derived xenograft models : an emerging platform for translational cancer research. Cancer Discov **4** : 998-1013, 2014.

15) Garrido-Laguna I, Uson M, Rajeshkumar NV, et al.：Tumor engraftment in nude mice and enrichment in stroma- related gene pathways predict poor survival and resistance to gemcitabine in patients with pancreatic cancer. Clin Cancer Res **17**：5793-5800, 2011.

16) Shibue T, Weinberg RA：EMT, CSCs, and drug resistance：the mechanistic link and clinical implications. Nat Rev Clin Oncol **14**：611-629, 2017.

17) Yeon SE, No da Y, Lee SH, et al.：Application of concave microwells to pancreatic tumor spheroids enabling anticancer drug evaluation in a clinically relevant drug resistance model. PLoS One **8**：e73345, 2013.

18) McCracken KW, Aihara E, Martin B, et al.：Wnt/β-catenin promotes gastric fundus specification in mice and humans. Nature **541**：182-187, 2017.

19) Takebe T, Sekine K, Enomura M, et al.：Vascularized and functional human liver from an iPSC-derived organ bud transplant. Nature **499**：481-484, 2013.

20) Camp JG, Sekine K, Gerber T, et al.：Multilineage communication regulates human liver bud development from pluripotency. Nature **546**：533-538, 2017.

21) Boj SF, Hwang CI, Baker LA, et al.：Organoid models of human and mouse ductal pancreatic cancer. Cell **160**：324-338, 2015.

22) Huang L, Holtzinger A, Jagan I, et al.：Ductal pancreatic cancer modeling and drug screening using human pluripotent stem cell- and patient-derived tumor organoids. Nat Med **21**：1364-1371, 2015.

* * *

漢方医学と西洋医学の融合により
世界で類のない最高の医療提供に貢献します

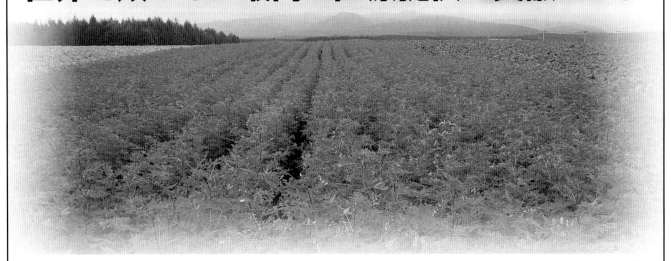
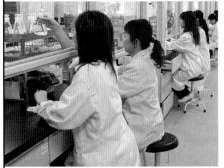
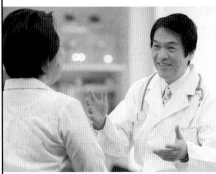
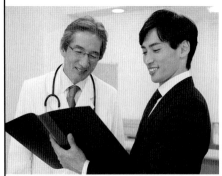
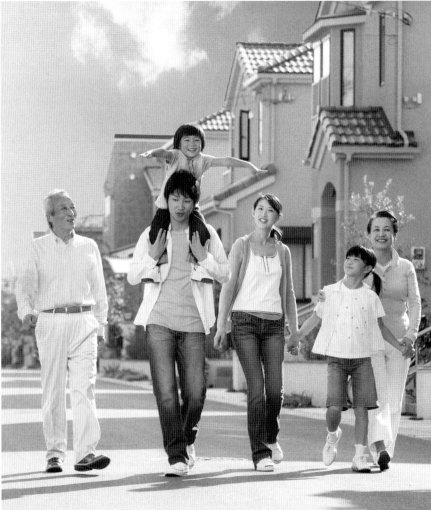
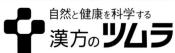

http://www.tsumura.co.jp/
●お問い合せは、お客様相談窓口まで。
【医療関係者の皆様】Tel.0120-329-970 【患者様・一般のお客様】Tel.0120-329-930

(2016年9月制作) OWCAa03-K ㊗

特集

Precision medicine をめざした胆道・膵悪性腫瘍ゲノム医療の最前線

がん遺伝子パネル検査におけるクリニカルシーケンス
カンファレンスの役割
―膵癌における免疫チェックポイント阻害剤の可能性―

金井　雅史[1]・髙　　忠之[1]・松本　繁巳[1]・武藤　　学[1]

> 要約：がん遺伝子パネル検査で同定される遺伝子変異は多岐にわたるが，それらの結果を臨床に還元するにはその変異に対する医学的解釈が不可欠となる。クリニカルシーケンスカンファレンスは，がん薬物療法，がんゲノム，臨床遺伝の専門家，病理医，バイオインフォマティシャン，認定遺伝カウンセラーなど多職種の専門家が集まり，がん遺伝子パネル検査で同定された変異について医学的解釈を行う場であり，その役割は極めて重要である。一方，がん治療のキードラッグとして注目されている免疫チェックポイント阻害剤であるが，膵癌ではその効果は限定的である。しかし近年，microsatellite instability や tumor mutation burden が高い腫瘍では膵癌でも奏効例が報告されており，がん遺伝子パネル検査でこのような症例を選別して用いれば，チェックポイント阻害剤の効果が期待できる可能性がある。

Key words：クリニカルシーケンスカンファレンス，膵癌，tumor mutation burden，免疫チェックポイント阻害剤

は じ め に

2018 年度からがん遺伝子パネル検査が先進医療として開始される予定であり，いよいよ臨床の現場においてもがんゲノム医療の導入が本格化すると推測される。クリニカルシーケンスカンファレンスは多職種の専門家が集まり，がん遺伝子パネル検査で同定された変異について医学的解釈を行う場であり，その役割は極めて重要である。本稿ではクリニカルシーケンスカンファレンスの役割と各職種の分担について概説する。さらに後半ではがん遺伝子パネル検査を用いた膵癌におけるチェックポイント阻害剤レスポンダー選別の可能性についても紹介する。

Pivotal Role of Clinical Sequencing Conference in Multiplex Cancer Gene Panel Test
Masashi Kanai et al
1) 京都大学医学部附属病院腫瘍内科（〒 606-8507 京都市左京区聖護院川原町 54）

I．クリニカルシーケンスカンファレンスの目的

がん遺伝子パネル検査で同定された遺伝子変異について多職種の専門家が集まり医学的解釈を行う場であり，エキスパートパネルともよばれる。がん遺伝子パネル検査の流れ全体におけるクリニカルシーケンスカンファレンスの役割を図 1 に示す。

当院で現在行っているがん遺伝子パネル検査（OncoPrime™）[1]では同定された遺伝子変異について，これまでに報告されているその遺伝子変異の頻度や前臨床研究を含む関連する最新情報について専門のゲノム情報提供会社で付与してもらい，そのレポートをもとに週に 1 回カンファレンスを行っている。1 例として GNAS-R201C 変異に関するレポートを図 2 に示す。レポートには既報におけるその遺伝子変異の頻度や臨床的意義に関する研究報告がまとめられており，医師が一から情報検索をする時間を節約できるため非常に重宝している。

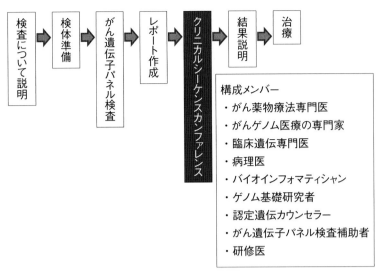

図 1 がん遺伝子パネル検査におけるクリニカルシーケンスカンファレンスの役割

表 1

	バイオインフォマティシャン	ゲノム医療の専門家	がん薬物療法の専門家	遺伝診療の専門家	遺伝カウンセラー	病理医
シーケンス結果の信憑性に関する判断	◎	○				○
同定された変異がVUSか，病的変異かの判断	○	◎	○	○	○	
同定された変異に関連する治療，予防法などの医療に関する検討		○	◎	○	○	
二次的所見の有無に関する判断		○	○	◎	○	
二次的所見が見つかった場合の遺伝カウンセリングを含む開示の仕方，医療提供		○	○	○	◎	

○はそれぞれのプロセスにかかわる職種で，◎はそのなかでもとくに中心となる職種を示す．

　カンファレンスにはがん薬物療法，がんゲノム，臨床遺伝の専門家，病理医，バイオインフォマティシャン，認定遺伝カウンセラー，ゲノム基礎研究者，臨床検査技師の資格を有するがん遺伝子パネル検査補助者らが参加している．

　当院ではカンファレンスで以下の内容について検討し，その内容について担当医から患者に伝えるようにしている．

① シーケンス結果の信憑性に関する判断
② 同定された変異がVUS（variant of uncertain significance）か，病的変異かの判断
③ 同定された変異に関連する治療・予防法などの医療に関する検討
④ 二次的所見（生殖細胞系列に病的と確定できる遺伝子変異が見出されること）の有無に関する判断
⑤ 二次的所見が疑われた場合の遺伝カウンセリングを含む開示法と医療提供について

クリニカルシーケンスカンファレンスにおける職種別の役割を表1にまとめた．

Ⅱ．膵癌でチェックポイント阻害剤が不応の理由

　2018年1月現在，チェックポイント阻害剤であるnivolumabは悪性黒色腫，非小細胞肺癌，胃癌，腎癌，頭頸部癌，非ホジキンリンパ腫に対して保険承認が得られており，今後も承認されるがん腫は増える見込みであるが，膵癌ではチェックポイント阻害剤単剤での効果は期待できず開発は進んでいない．膵癌がチェックポイント阻害剤抵抗性である理由として以下のような理由があげられる．

① 膵癌では免疫チェックポイント阻害剤が承認されている悪性黒色腫や肺癌と比して，がん組織中の遺伝子変異の割合（tumor mutation burden：TMB）が低い（表2）[2]．後ろ向きの解析で，免疫チェックポイント阻害剤の奏効例ではTMBが高いという報告が相次いでおり（表3），TMBは免疫チェックポイント阻害剤の治療効果予測因子と

表 2

がん腫	TMB の中央値	TMB-high（カットオフ値を 20/Mb に設定）の症例が全症例中に占める割合（95%信頼区間）	国内における nivolumab の保険承認
膵癌	1.8	1.0（0.6-1.4）	なし
肺非小細胞癌	8.1	17（15.6-18.5）	あり
悪性黒色腫	14.4	39.7（36.4-42.9）	あり
頭頸部癌	6.3	25.4（14.7-36）	あり
胃癌*	5.0	19（10.9-30.9）	あり
大腸癌	4.5	5.3（4.8-5.8）	なし
腎癌	2.7	0.2（0-0.7）	あり

＊：intestinal type

2.1. GNAS-R201C

2.1.1 BIOMARKER RESULTS SUMMARY

Marker	Result	Summary
GNAS	- MUTN (seq): R201C	GNAS-R201C is an activating mutation. The GNAS gene locus produces several distinct transcripts, due to transcription from multiple promoters and alternative splicing. GNAS encodes several isoforms of the stimulatory G protein alpha subunit (Gs-alpha) including Gnas-1, Gnas-2, and the extra-large variants (XL-alphas), XLas-1, XLas-2, XLas-3. The GNAS locus also encodes the proteins Nesp55 and Alex (Hayward et al., 1998; 9860993). Activating mutations in G-proteins, including GNAS, may affect the downstream MAPK signaling pathway (Wilson et al., 2010; 20531296, Van Raamsdonk et al., 2009; 19078957, Komatsu et al., 2014; 24498386). Thus, inhibitors of this pathway may be relevant for a tumor harboring GNAS activation. Several MEK inhibitors are under clinical investigation, including the FDA-approved therapies trametinib and cobimetinib (Flaherty et al., 2012; 22663011, Larkin et al., 2014; 25265494, Britten, 2013; 23443307, Jänne et al., 2013; 23200175).

2.1.2 BIOLOGICAL RELEVANCE of GNAS-R201C

GNAS alterations in Adenocarcinoma of unknown primary	
Molecular function	GNAS R201 in NM_000516 corresponds to R186 in NM_001077489, R202 in NM_001077488, and to R844 in NM_080425 (Integrative Genomics Viewer, v.2.3). GNAS R201C is a missense alteration that occurs in a GTP binding region of the Gs-alpha protein (UniProt). This alteration has been reported to be an activating mutation that results in increased Gs-alpha activity, increased cAMP accumulation, and constitutive cAMP signaling (Mariot et al., 2011; 20887824, Wilson et al., 2010; 20531296, Landis et al., 1989; 2549426).
Incidence in disease	GNAS mutations have been reported in 5.2% (2250/43244) of all tumor samples analyzed in COSMIC (Oct 2017). Diseases in COSMIC with high incidence of GNAS mutations include Endometrial carcinoma (8.7%, 27/309), Cholangiocarcinoma (8.1%, 50/619), and Pancreatic carcinoma (7.8%, 123/1571) (Oct 2017). Some studies have reported higher incidences of GNAS mutations in specific types of pancreatic cancers; GNAS mutations were found in 40-66% of intraductal papillary mucinous neoplasms (IPMNs) but not in other pancreatic cystic neoplasms or invasive adenocarcinomas, except those associated with IPMNs (Wu et al., 2011; 21775669, Furukawa et al., 2011; 22355676).

2.1.3 CLINICAL RELEVANCE of GNAS-R201C

GNAS alterations in Adenocarcinoma of unknown primary	
Role in disease	Activating mutations in GNAS occur predominantly at R201. GNAS R201H and R201C are mutations commonly associated with McCune-Albright syndrome, a disease that can co-occur with various cancers in patients with germline activating GNAS mutations (Weinstein et al., 1991; 1944469, Collins et al., 2003; 12970318, Nault et al., 2012; 21835143).
Effect on drug sensitivity	At present there are no clinical studies or therapies directly targeted to GNAS mutation in cancer. However, based on preclinical evidence, tumors with GNAS mutations may be sensitive to inhibitors of the MAPK pathway, which are currently under clinical investigation (Wilson et al., 2010; 20531296). The MEK inhibitors trametinib and cobimetinib (in combination with vemurafenib) have been FDA-approved for BRAF V600E- and V600K-mutant melanoma and are currently being studied in clinical trials in solid tumors (Flaherty et al., 2012; 22663011, Larkin et al., 2014; 25265494).

図 2 専門のゲノム情報提供会社で情報が付与されたレポート

して注目されている[3~6]。その理由として TMB が高いと，免疫細胞の標的となる腫瘍抗原を発現しやすくなるというメカニズムが想定されている。②膵癌組織のがん微小環境が免疫応答抑制に強く傾いており，腫瘍免疫に必要な T リンパ球浸潤が少ない[7]。

Ⅲ. マイクロサテライト不安定性腫瘍とチェックポイント阻害剤

昨年，米国では microsatellite instability（MSI）high の腫瘍に対して，抗 PD-1 抗体である pembrolizumab ががん腫を問わず承認された。膵癌でも MSI-high を有する 8 症例の検討で pembrolizumab に対し 2 症例が complete response，3 症例が partial response と非常に良好な結果が報告されている[7]。MSI は DNA のミスマッチ修復異常（mismatch repair deficiency：dMMR）がその原因であるため，MSI-high の腫瘍では TMB も高くなる[2]。TMB のカウント方法についてはコンセンサスの得られたものはないが，Chalmers らは以下の基準を満たす体細胞遺伝子変異について 1 Mb あたりの数値を TMB としている[2]。

・変異がエクソン上に存在
・一塩基変異（synonymous を含む）もしくは挿入，欠失

本来，TMB を測定するには全エクソンシーケンス（whole exome sequencing：WES）が必要であるが，Chalmers ら[2]は 29 症例の検体について，315 のがん関

表 3

がん腫	TMB-high の cut off 値*	無増悪生存期間（月）TMB high vs. low	参考文献
非小細胞肺癌	15.8	9.7 vs. 4.3	Carbone et al., N Engl J Med 2017
悪性黒色腫	23.1	未到達 vs. 2.9	Johnson DB et al., Cancer Immunol Res 2016
尿路上皮癌	12.4	報告なし	Rosenberg et al., Lancet 2016
悪性黒色腫，非小細胞肺癌，その他	20	12.8 vs. 3.3	Goodman et al., Mol Cancer Ther 2017

＊：がん遺伝子パネル検査より推定されたエクソン 1 Mb あたりの変異数

連遺伝子を網羅した遺伝子パネル検査（カバーしている遺伝子長は 1.1 Mb）と WES の両方でシーケンスを行い，がん遺伝子パネル検査で推定される TMB が WES で得られる数値とほぼ相関することから，がん遺伝子パネル検査で TMB が十分推定可能であると報告している（図 2）。

IV．膵癌における MSI と TMB

MSI の原因となる dMMR については組織を用いた免疫染色で調べることができるためこれまでにも複数のグループから報告がなされてきたが，最近 Lupinacci ら[8]は 428 症例の膵癌を対象とした dMMR と MSI に関する詳細な検討を行い，7 症例（1.6%）に dMMR を認めたと報告している。一方，先にも述べたように dMMR は MSI-high の原因となっているため，本来であれば dMMR の症例は MSI-high となるはずであるが，dMMR と判定された膵癌 7 症例のうち，MSI-high が PCR 法で確認されたのは 3 例のみであった。Lupinacci らは dMMR と MSI の結果に不一致が生じた原因として膵癌では間質組織が多いことを指摘している。興味深いことに，膵管内乳頭粘液性腫瘍（IPMN）由来の癌における dMMR は 58 症例中 4 症例（6.9%）と通常型膵癌の 1.5% と比して高頻度であったと報告している。

一方，TMB についてであるが，表 2 にも示したように膵癌（n＝2,483）における TMB の中央値は 1.8/Mb，20/Mb を超えている TMB-high 症例の割合は 1.0% と報告されている[2]。免疫チェックポイント阻害剤が承認されている肺癌や悪性黒色腫では TMB の中央値/TMB-high 症例の割合はそれぞれ 8.1/17%，14.4/39.7% であることからも，免疫チェックポイント阻害剤が承認されているがん腫と比して TMB が低い。現在海外では TMB-high を呈するがんを対象とした nivolumab のバスケットトライアルが進行中であ

る[9]。MSI や TMB-high を呈する症例は膵癌全体からみるとごく一部に限られるものの，国内でもまずはこのような症例を対象に膵癌に対するチェックポイント阻害剤の開発が進むことを期待したい。

参 考 文 献

1) Kou T, Kanai M, Yamamoto Y, et al.：Clinical sequencing using a next-generation sequencing-based multiplex gene assay in patients with advanced solid tumors. Cancer Sci 108：1440-1446, 2017.

2) Chalmers ZR, Connelly CF, Fabrizio D, et al.：Analysis of 100,000 human cancer genomes reveals the landscape of tumor mutational burden. Genome Med 9：34, 2017.

3) Carbone DP, Reck M, Paz-Ares L, et al.：First-Line Nivolumab in Stage IV or Recurrent Non-Small-Cell Lung Cancer. N Engl J Med 376：2415-2426, 2017.

4) Johnson DB, Frampton GM, Rioth MJ, et al.：Targeted Next Generation Sequencing Identifies Markers of Response to PD-1 Blockade. Cancer Immunol Res 4：959-967, 2016.

5) Rosenberg JE, Hoffman-Censits J, Powles T, et al.：Atezolizumab in patients with locally advanced and metastatic urothelial carcinoma who have progressed following treatment with platinum-based chemotherapy：a single-arm, multicentre, phase 2 trial. Lancet 387：1909-1920, 2016.

6) Goodman AM, Kato S, Bazhenova L, et al.：Tumor Mutational Burden as an Independent Predictor of Response to Immunotherapy in Diverse Cancers. Mol Cancer Ther 16：2598-2608, 2017.

7) Le DT, Durham JN, Smith KN, et al.：Mismatch repair deficiency predicts response of solid tumors to PD-1 blockade. Science 357：409-413, 2017.

8) Lupinacci RM, Goloudina A, Buhard O, et al.：Prevalence of Microsatellite Instability in Intraductal Papillary Mucinous Neoplasms of the Pancreas. Gastroenterology 154：1061-1065, 2018.

9) Targeted Agent and Profiling Utilization Registry Study. TAPUR website http://www.tapur.org/

＊　＊　＊

特集

Precision medicine をめざした胆道・膵悪性腫瘍ゲノム医療の最前線

膵癌・胆道癌に対するクリニカルシーケンス
―SCRUM-Japan の取り組み―

大場　彬博[1]・森実　千種[1]・岡本　　渉[2]・吉野　孝之[3]

要約：SCRUM-Japan は次世代シーケンサー（NGS）を用いたゲノムスクリーニングプロジェクトであり，胆膵領域も 2016 年より登録を開始し，現在までに遺伝子以上の種類や頻度について一部報告してきた。また，得られた遺伝子異常をもとに各種企業治験への登録を行うだけでなく，現在，医師主導治験の計画も進行している。今後は，さらなる治療開発の促進と，より発展的な取り組みの実施により，SCRUM-Japan の成果が胆膵領域癌の予後向上につながることをめざしている。

Key words：SCRUM-Japan, Next Generation Sequencer, Pancreatic cancer, Biliary tract cancer

はじめに

SCRUM-Japan[1]は Next Generation Sequencer（NGS；次世代シーケンサー）を用いた本邦最大のがん遺伝子異常スクリーニングプロジェクトであり，胆膵領域も 2016 年から参加して多数の症例のスクリーニングを行ってきた。さらに SCRUM-Japan ではスクリーニング基盤を活用して治療開発を行うことを目指しており，現在胆膵領域でも医師主導治験の計画が進行中である。本稿では，胆膵領域における SCRUM-Japan のこれまでの取り組みと今後の課題と展望について述べる。

Ⅰ．SCRUM-Japan の歴史と体制

SCRUM-Japan の正式名称は Cancer Genome Screening Project for Individualized Medicine in Japan；産学連携全国がんゲノムスクリーニングであり，その名の通り本邦初の産学連携全国がんゲノムスクリーニングプロジェクトである。まず，2013 年に希少肺癌（RET 融合，ALK 融合，ROS1 融合，BRAF 変異など）を見つけるためのプロジェクトとして LC-SCRUM-Japan が始まり，2014 年に大腸癌で開始した GI-SCREEN-Japan（以下，GI-SCREEN）が統合して SCRUM-Japan となった。GI-SCREEN は 2015 年に大腸癌以外の消化器癌全体にその範囲を広げ，肝胆膵癌は 2016 年より登録を開始している。第 1 期（2015 年 2 月〜2017 年 3 月）では約 4,500 例の登録があり，現在進行中の第 2 期（2017 年 4 月〜2019 年 3 月）ではさらに約 5,500 例の登録を目指している。肝胆膵癌に限定しても現在までに数百例の登録があり，プロジェクト全体では 1,000 例を超える登録が見込まれる。

SCRUM-Japan では，遺伝子異常スクリーニングに NGS を用いた特定の遺伝子異常を解析するターゲットシーケンス遺伝子パネル（以下，遺伝子パネル）を利用している。現在遺伝子パネルとしては，Oncomine

---

Clinical Sequencing for Pancreatic and Biliary Tract Cancer—Activities in SCRUM-Japan—
Akihiro Ohba et al
1) 国立がん研究センター中央病院肝胆膵内科
2) 国立がん研究センター東病院臨床研究支援部門 TR 推進部 BB・TR 支援室
3) 国立がん研究センター東病院消化管内科

Comprehensive Assay (OCA) v3 が用いられており，161 の遺伝子の解析が可能となっている。

SCRUM-Japan は国立がん研究センター東病院が中心となって運営されており，さらに複数の医療機関と複数の企業が参加している。国立がん研究センター東病院は，プロジェクト全体の運営の他，匿名化された遺伝子情報と臨床情報を一元的に管理するデータベースを保有している。参加医療機関は，同意が得られた患者の検体や臨床情報を提出するほか，見つかった遺伝子異常に基づいて各種治験に登録する役割を担っている。また，参加医療機関は前述のデータベースにアクセス可能であり，複数の附随研究やいくつかの医師主導治験は国立がん研究センター東病院以外の参加医療機関が中心となって実施している。胆膵領域が含まれる GI-SCREEN では国内 23 施設（2018 年 2 月現在）が参加しているが，さらに「Hub & Spoke 体制」という体制を構築し，Hub 施設が地域の複数の Spoke 施設を取りまとめる構造となっている。Spoke 施設を含めると，GI-SCREEN 参加医療機関は 57 施設（2018 年 2 月現在）となり，患者側としては大病院である Hub 施設を受診せずとも，地域の病院である Spoke 施設で研究に参加できるメリットがある。参加企業は，スクリーニング検査の費用を支援する一方，前述のデータベースにアクセス可能で，医薬品の研究開発に活用することができる。2018 年 2 月現在，SCRUM-Japan には 16 の製薬企業が参加している。本邦には他にもNGS を活用したがん遺伝子異常スクリーニング研究が複数存在しているが，多くは単施設ないしは数施設における公的研究費や患者負担を利用したものであるのに対し，SCRUM-Japan は上述したように多施設が参加し企業資金を活用しているという特徴があり，その結果として多数の症例の登録および解析が可能となっている。

II．SCRUM-Japan の目的とこれまでの成果

SCRUM-Japan には遺伝子異常の種類や頻度を収集する疫学研究としての側面があり，これらの結果については胆膵領域も含め，これまでに国内外の複数の学会で報告してきているところである。さらに，SCRUM-Japan では解析結果である遺伝子異常をもとに，有望な治験に患者を登録することで「有効な治療薬を患者さんに届けること」を最大の目標としている。治験については，その時点で進行中の企業治験に登録するだけでなく，有望な治療薬がありながら企業による開発が行われない分野においては，積極的に医師主導治験を立案・実施することにより，さらに検査結果が治療につながることを目指している。実際に，これまで複数の SCRUM-Japan 参加患者が企業治験に登録されてきており，複数の医師主導治験が進行または計画中である。

さらに近年では，疾患レジストリ研究や医療者研修プログラム開発など派生した取り組みも実施されてきており，単なるゲノムスクリーニングの枠組みを超えた Precision Medicine の実現に向けた拡がりをもって発展してきている。疾患レジストリ研究では，特定の臓器で特定の遺伝子異常をもつ患者を治験に準じた有効性の評価を行った上で，予後データをレジストリに格納しておくことにより，将来，希少なため単群での治験しか行えないそのような集団に対し治験が行われた際に，対照群としての活用が可能となることをめざしている。また，医療者研修プログラム開発においては，Precision Medicine 時代の本格的な到来に備え，現場で実践する医療者の教育から治療開発を行う医療者の教育まで，具体的な研修プログラムを含んだ効率的な教育システムの構築を図っている。

以上のように SCRUM-Japan は，単にゲノムスクリーニングを行い治療に結びつけるだけでなく，治療開発や Precision Medicine の基盤整備も包含したプロジェクトとなっている。

III．膵癌・胆道癌における SCRUM-Japan のこれまでの取り組み

われわれは，それまで肺癌や大腸癌をはじめとする消化管癌が中心であった SCRUM-Japan の取り組みを肝胆膵領域に広げるべく，2016 年より参加し登録を開始してきた。現在までに，膵癌は 500 例弱，胆道癌は 300 例強の登録があり，いずれもがんゲノムスクリーニングとしては本邦最大規模の症例数と考えられる。

これまでの解析結果については，最新のものは膵癌[2]，胆道癌[3]とも欧州臨床腫瘍学会（ESMO）2017 で報告している。膵癌では，2016 年 10 月までの 179 例の解析において，120 例（67.0%）が OCP（Oncomine Cancer Research Panel；前述の OCA v3 の 1 世代前の遺伝子パネル）で解析可能であった。高頻度の遺伝子変異としては，KRAS が 93%，TP53 が 63%，CDKN2A が 12%，SMAD4 が 11%に認められ，その他少数ながら GNAS，BRCA2，ATM の変異がみられた（それぞれ 3%）（表 1）。遺伝子増幅（7 copy 以上）としては MYC が 3%に認められたが，遺伝子融合は検出されなかった。胆道癌では，2016 年 10 月までの

表1 SCRUM-Japan で検出された膵癌の主な遺伝子変異（n＝120）

遺伝子異常	頻度
KRAS	93%
TP53	63%
CDKN2A	12%
SMAD4	11%
GNAS	3%
BRCA2	3%
ATM	3%

108例の解析において73例（67.6%）がOCPで解析可能であった。主な原発部位別の遺伝子変異は表2の通りであった。主要な遺伝子増幅（7 copy 以上）としては *CDK4/6*（4例），*EGFR*（2例），*FGFR3*（2例），*ERBB2*（1例）が認められたが，膵癌と同様に遺伝子融合は検出されなかった。

以上のように膵癌・胆道癌においても治療標的となる遺伝子異常の頻度は高くなく，また肺癌や大腸癌に比べれば分母となる患者数も少ないため，胆膵領域におけるPrecision Medicine としての治療開発は容易ではないと考えられるものの，SCRUM-Japan の成果を患者に治療薬という形で届けるべく，胆膵領域においても医師主導治験の立案に着手してきた。現在，SCRUM-Japan では HER2 陽性（*ERBB2* 増幅）胆道癌に対する HER2 阻害薬の医師主導治験を計画し，治験開始への準備を進めている。

HER2 はすでに乳癌や胃癌でその有効性が示された治療標的であり，その他のがん種でも HER2 を標的とした治療開発が進行している。胆道癌においてもばらつきはあるものの，免疫染色法や Fluorescence *in situ* hybridization（FISH）法による検討の報告からは2割程度が HER2 陽性とされており，有望な治療ターゲットの1つと考えられた。前述の SCRUM-Japan の結果からは *ERBB2* 増幅の割合は決して高くないものの，copy 数の cut off 値を下げれば一定の割合での増幅例がみられること，海外の NGS の検討では5～20%程度の増幅割合が報告されている[4]ことから，SCRUM-Japan の基盤を利用してスクリーニングを行うことを計画している。胆道癌における HER2 阻害の有効性を示す前臨床試験や症例報告は複数報告されており，少数例ではあるものの臨床試験の結果も報告されている。53例の胆道癌患者を FISH 法でスクリーニングし HER2 陽性であった4例に Trastuzumab を投与した第 II 相試験では抗腫瘍評価可能な3例のうち1例が完全奏効（CR），1例が部分奏効（PR）であった

（NCT00478140）。もう一つは MyPathway 試験であり，同試験では複数の固形癌を対象に NGS を用いて複数の遺伝子異常のスクリーニングを行い，それぞれに対して分子標的薬の有効性を評価する Basket 型の臨床試験で，HER2 陽性胆道癌コホートにおいて Trastuzumab＋Pertuzumab 併用療法の奏効割合は37.5%（8例中3例）であった[5]。以上のことから HER2 陽性胆道癌は HER2 阻害薬の効果が期待できる集団と考えられる。現在 SCRUM-Japan では公的研究費を獲得し，診断基準の作成や治験開始の準備を行っている。

その他，SCRUM-Japan における疾患レジストリ研究においては，膵癌および胆道癌で複数の治療標的となり得る遺伝子異常をピックアップし，治療効果や予後データの収集を開始している。

以上のように，胆膵領域は肺癌や大腸癌に遅れて SCRUM-Japan に参加してきたものの，これまでに多数の患者の登録および解析を行ってきた。また，医師主導治験などの治療開発にも積極的に参加しており，SCRUM-Japan の主眼である「有効な治療薬を患者さんに届けること」という目標を共有して更なる発展を，めざしている。

IV. 膵癌・胆道癌における SCRUM-Japan のこれからの課題と展望

SCRUM-Japan における胆膵領域の今後の課題は，①更なる治療開発を促進すること，②遺伝子パネル検査の保険適用時代に向けて発展的な取り組みをめざすこと，の2点に集約されると考えられる。

更なる治療開発については，現在一つの医師主導治験が計画中であるのみであり，今後は複数の治療開発が同時に進行されていく必要があると考えている。膵癌においては，現時点では治療標的とならない四つの遺伝子（*KRAS, CDKN2A, TP53, SMAD4*）異常のみが高頻度に認められるという特徴があり，Precision Medicine の実現がもっとも困難な領域と考えられるが，低頻度ながら治療標的となりうる遺伝子異常が存在しているため，これらを対象とした治療開発が今後検討される。現時点で考えられる一つは，MSI-H（高マイクロサテライト不安定性）または dMMR（ミスマッチ修復機構欠損）をもつ膵癌を対象とした免疫チェックポイント阻害薬の開発であろう。Pembrolizumab が MSI-H や dMMR をもつ固形癌を対象に2017年5月23日に FDA に承認されたが，この根拠となった臨床試験では膵癌の奏効例もみられている[6,7]。SCRUM-Japan では MSI 関連の遺伝子異常も検出可能

表 2　SCRUM-Japan で検出された胆道癌（部位別）の主な遺伝子変異（n＝73）

	肝内胆管癌 (n＝31)	肝外胆管癌 (n＝27)	胆嚢癌 (n＝10)	乳頭部癌 (n＝5)
KRAS	32%	26%	20%	40%
TP53	16%	19%	60%	40%
BRAF	0%	3%	0%	20%
PIK3CA	0%	0%	40%	0%
BRCA2	0%	6%	0%	0%
ATM	3%	6%	10%	0%
IDH1	10%	3%	0%	0%
FGFR2/3	6%	0%	0%	20%
ERBB3	3%	10%	0%	0%

であるほか，大腸癌以外の消化器癌に対して MSI-H や dMMR を解析する研究が計画されており，これらの基盤を活用した治療開発が期待される。その他，*BRCA1/2* 変異などを対象とした治療開発があげられる。*BRCA1/2* の変異を有する卵巣癌や乳癌ではポリ（ADP-リボース）ポリメラーゼ（PARP）阻害薬の有効性が示されている。膵癌でも，とくに家族性膵癌家系（第 1 度近親に膵癌患者が 2 名以上）において生殖細胞系列に *BRCA2*，*PALB2*，*ATM* といった相同組み換え修復に関与する遺伝子変異が認められることが報告されている。現在海外では，生殖細胞系列に *BRCA2* 変異をもつ膵癌を対象に PARP 阻害薬である Olaparib の有効性を検証する第Ⅲ相試験が進行中であり，膵癌においてもその有効性が期待されているところである。SCRUM-Japan でも前述の通り *BRCA2* や *ATM* の変異が検出されており，これらを対象とした治療開発も興味深い。胆道癌においては，膵癌に比べれば治療標的となりうる遺伝子異常が一定の割合で存在しているという特徴があり積極的な治療開発が期待される領域といえる。前述した HER2 の他，膵癌で上述した MSI-H や dMMR も治療標的として有望と考えられるが，その他 *FGFR2* 融合や *IDH1* 変異が注目されている。FGFR 阻害薬である BGJ398 は *FGFR* 遺伝子異常胆道癌患者に対する第Ⅱ相試験で，奏効割合は 14.8%（*FGFR2* 融合遺伝子例に限ると 18.8%）であり[8]，*FGFR2* 融合に対する FGFR 阻害薬の有効性が期待される。SCRUM-Japan でも *FGFR2* 融合の一部が検出可能である。*IDH1* 変異については，前述の通り SCRUM-Japan でも複数の検出例が存在している。IDH1 阻害薬である Ivosidenib を *IDH1* 変異例に投与した第Ⅰ相試験で，胆道癌患者 73 例のうち奏効割合は 5%，病勢制御割合は 56% であり[9]，現在海外ではプラセボ比較のランダム化第Ⅲ相試験が進行中である。本邦においても SCRUM-Japan の基盤を活用した開発が期待される。

次にめざすべきは，既存の枠組みにとらわれない発展的な取り組みと考えている。遺伝子パネル検査は，2018 年度にはがんゲノム医療中核拠点病院で先進医療として実施され，2019 年度には保険適用が見込まれている。NGS による遺伝子パネル検査自体は，数年以内に保険診療として行われる可能性があり，SCRUM-Japan において単に検査が可能であるという優位性は相対的に低下すると推察される。そのような時代の中で真に重要となってくるのは，単に検査をして治療に結びつける点から，より発展的な内容にシフトして行くものと考えられる。具体的にはすでに取り組みが始まっている，疾患レジストリ研究におけるヒストリカルデータの蓄積や，医療者研修プログラム開発における遺伝子パネル検査を利活用できる人材の育成，などがあげられ，胆膵領域もこのような取り組みに積極的に参加していく必要がある。その他，遺伝子パネル検査を凌ぐ検査手法や検査体制の確立や，より効率的な治療開発の方法論の検討も今後重要となってくるものと思われる。

以上のように，現在までの取り組みを更に強化させること，未来を見据えた発展的な内容に取り組んで行くことが SCRUM-Japan における胆膵領域の発展に必要不可欠と考えられる。

ま と め

胆膵領域は 2016 年より SCRUM-Japan に参入し，現在までに多数の患者の遺伝子異常スクリーニングを行い，さらに治療開発に取り組んできた。一方で，SCRUM-Japan の主目的である「有効な治療薬を患者さんに届けること」という観点からは，まだまだ満足

のいく成果は得られていないのが現状である。今後
は，現在の枠組みを利用した更なる治療開発をめざす
とともに，未来を見据えたより発展的な取り組みを実
施していくことで，SCRUM-Japan における胆膵領域
の発展と胆膵領域癌の治療成績の向上に寄与していき
たいと考えている。

参 考 文 献

1) 国立がん研究センター東病院「SCRUM-Japan」.
   http://www.scrum-japan.ncc.go.jp
2) Naruge D, Morizane C, Ueno M, et al.：The Nation-
   wide Cancer Genome Screening Project in Japan
   SCRUM-Japan GI-SCREEN：Efficient Identification
   of Cancer Genome Alterations in Advanced Pancre-
   atic Cancer. Ann Oncol **28**（suppl 5）：v22-v42, 2017.
3) Ueno M, Morizane C, Kawamoto Y, et al.：The
   Nationwide Cancer Genome Screening Project in
   Japan, SCRUM-Japan GI-screen：Efficient identifica-
   tion of cancer genome alterations in advanced biliary
   tract cancer. Ann Oncol **28**（suppl 5）：v209-v268,
   2017.
4) Javle M, Bekaii-Saab T, Jain A, et al.：Biliary can-
   cer：Utility of next-generation sequencing for clini-
   cal management. Cancer **122**：3838-3847, 2016.
5) Hainsworth J, Meric-Bernstam F, Swanton C, et al.：
   Targeted therapy for advanced solid tumors based
   on molecular profiles：Early results from MyPath-
   way, an open-label, phaseⅡa umbrella basket study.
   J Clin Oncol **34**（suppl）abstr LBA11511, 2016.
6) Le DT, Uram JN, Wang H, et al.：PD-1 Blockade in
   Tumors with Mismatch-Repair Deficiency. N Engl J
   Med **372**：2509-2520, 2015.
7) Le DT, Durham JN, Smith KN, et al.：Mismatch
   repair deficiency predicts response of solid tumors to
   PD-1 blockade. Science **357**：409-413, 2017.
8) Javle M, Lowery M, Shroff RT, et al.：PhaseⅡ Study
   of BGJ398 in Patients With FGFR-Altered Advanced
   Cholangiocarcinoma. J Clin Oncol **36**：276-282, 2018.
9) Lowery M, Abou-Alfa G, Burris H, et al.：Phase I
   study of AG-120, an IDH1 mutant enzyme inhibi-
   tor：Results from the cholangiocarcinoma dose esca-
   lation and expansion cohorts. J Clin Oncol **35**（suppl）
   4015, 2017.

＊　　　＊　　　＊

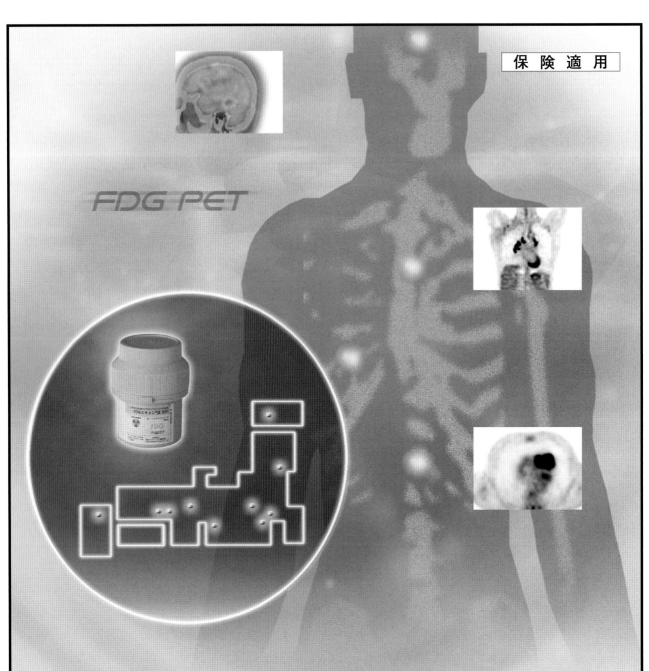

特集

Precision medicine をめざした胆道・膵悪性腫瘍ゲノム医療の最前線

網羅的がん遺伝子検査を用いた
胆道・膵癌個別化医療の実践

林　秀幸[1]

要約：近年，がんプレシジョンメディシンの臨床実装が臓器横断的に進んでおり，いくつかの
がん腫では患者の治療選択に実際に応用されはじめている。難治がんの代表である胆道・膵癌
においてはいまだ開発途上であるが，近年の網羅的がん遺伝子解析による治療標的の探索研究
の結果，いくつかの治療標的となりうる候補遺伝子が同定され，胆道・膵癌においても個別化
治療の実現可能性が大いに期待されている。一方，胆道・膵癌に対するクリニカルシークエン
スを実臨床で行うにあたってはシークエンス用の腫瘍検体採取の難しさ，また治療標的となり
うる遺伝子異常がみつかった場合であっても薬剤へのアクセスが難しい点など，今後解決しな
ければならない課題も多い。本稿では胆道・膵癌に対するクリニカルシークエンスの実臨床に
おける現状および今後の展望につき概説する。

Key words：遺伝子パネル検査，クリニカルシークエンス，ゲノム医療，プレシジョンメディ
シン

はじめに

　次世代シークエンサーの登場により大規模なゲノム
情報を安価かつ短期間に解析することが可能となり，
がん遺伝子パネル検査を用いた網羅的がん遺伝子解析
によるプレシジョンメディシン（精密医療）の臨床実
装が進められている[1]。

　現在，臨床研究として米国では National Cancer
Institute-Molecular Analysis for Therapy Choice
(NCI-MATCH) 試験（NCT02465060）などの全がん
腫を対象に遺伝子異常と多種の分子標的治療薬を組み
合わせたバスケット試験がいくつか進行中である。ま
た，本邦においては，肺癌における LC-SCRUM
(UMIN000010234) や消化器癌における GI-SCREEN

(UMIN000016343) が国内初の産学連携全国がんゲノ
ムスクリーニング事業（SCRUM-Japan）として進行
中であり，網羅的遺伝子検査をプレスクリーニングと
して用いたアンブレラ試験が一部実施されており，が
んプレシジョンメディシンの有用性の検証が試みられ
ている[2,3]。

　一方，医療サービスとしての網羅的がん遺伝子検査
も欧米ではすでに展開されており，米国では「MSK-
IMPACT」[4]，「FoundationOne」[5]，「Guardant360」と
いったがん遺伝子パネル検査が広く利用されている
（表1a）。国内でも 2015 年 3 月に京都大学が「OncoP-
rime」[6] を開始して以降，いくつかの施設で医療サービ
スとしての網羅的がん遺伝子検査が実施されている
（表1b）。

　筆者の施設（北海道大学病院）では 2016 年 4 月に実
地医療としてのがん遺伝子診断に特化した専門部署と
しては国内初の「がん遺伝子診断部」を開設し，院内
完結型の網羅的がん遺伝子検査「CLHURC」と外注型
の「OncoPrime」によるがん遺伝子パネル検査を医療
サービスとして提供している。当部ではとくに前治療
の有無は問わず，標準治療にすべて不応になる前から

Clinical Implementation of Precision Medicine for
Biliary and Pancreatic Cancer
Hideyuki Hayashi
1) 北海道大学病院がん遺伝子診断部（〒 060-8648 札
幌市北区北 15 条西 5）

表 1　医療サービスとしての網羅的がん遺伝子検査

a：米国

施設または会社	サービス名	標的遺伝子数	Turnaround time
Memorial Sloan Kettering Cancer Center	MSK-IMPACT	468 遺伝子	3 週間
Foundation Medicine	FoundationOne	315 遺伝子	2 週間
Guardant Health	Guardant360	73 遺伝子（リキッドバイオプシー）	2 週間

b：日本

施設	サービス名	標的遺伝子数	Turnaround time
北海道大学	OncoPrime	210 遺伝子	5 週間
	CLHURC（2017 年 4 月まで）	160 遺伝子	2 週間
東北大学	MSK-IMPACT	468 遺伝子	6 週間
千葉大学	OncoPrime	210 遺伝子	5 週間
東京医科歯科大学	OncoPrime	210 遺伝子	5 週間
	Guardant 360	73 遺伝子（リキッドバイオプシー）	3 週間
慶應義塾大学	PleSSision	160 遺伝子	3 週間
順天堂大学	MSK-IMPACT	468 遺伝子	6 週間
横浜市立大学	MSK-IMPACT	468 遺伝子	6 週間
三重大学	MiLAI	50 遺伝子	5 週間
京都大学	OncoPrime	210 遺伝子	5 週間
岡山大学	OncoPrime	210 遺伝子	5 週間
	P5	52 遺伝子	4 週間

の比較的早い段階での網羅的がん遺伝子検査を積極的に引き受けている関係から胆道・膵癌のような難治がん症例を比較的多く扱っている。

　胆道・膵癌に対するクリニカルシークエンスの現場では疾患特有のさまざまな問題にしばしば直面する。本稿ではとくに当部における胆道・膵癌に対するがんゲノム診療の実践経験をもとに，実臨床における胆道・膵癌クリニカルシークエンスの現状および今後の展望につき概説する。

I. 胆道・膵癌のクリニカルシークエンスにおいて注目すべき遺伝子異常

1. 胆道癌の遺伝子異常

　胆道癌に関しては国際がんゲノムコンソーシアム（International Cancer Genome Consortium：ICGC）の事業の一環として，2015 年に日本人胆道癌 260 症例を対象に大規模ゲノム解析の結果が報告された。胆道癌は発生部位ごとにがんの発生メカニズムが異なっていることが知られており，本研究においては肝内胆管癌 145 例，肝外胆管癌 86 例，胆嚢癌 29 例を対象として，全ゲノム（DNA）および全トランスクリプトーム（RNA）シークエンスを行い，32 個の重要なドライバー遺伝子が同定された。その結果，肝内胆管癌では *BAP1, EPHA2, FGFR2* 融合遺伝子, *IDH1/2*, 肝外胆管癌では *ELF3, ARID1B, PRKACA/PRKACB* 融合遺伝子, 胆嚢癌では *MLL2/3, ARID2, EGFR,*

PTEN, TERT, ERBB3 といった部位ごとに特徴的なドライバー遺伝子が同定された。また，肝内・肝外胆管癌に共通なドライバー遺伝子として *KRAS, ARID1A, SMAD4, GNAS* が，胆嚢を含めたすべての部位で共通なものとして *TP53, PIK3CA, BRCA1/2, ERBB2* が同定された。これらの遺伝子解析の結果，胆道癌全体の約 40％の症例で薬剤治療の対象となりうる druggable な遺伝子異常が検出されること，さらには免疫チェックポイント阻害薬に有効性が期待できるサブグループが存在することが明らかになった[7]。

　また国際がんゲノムコンソーシアムにおいて，胆道癌の解析を担当している日本ならびにシンガポールの共同研究として，さらに世界 10 ヵ国（日本・シンガポール・タイ・中国・台湾・韓国・ルーマニア・イタリア・フランス・ブラジル）から収集された胆道癌 489 症例について，包括的なシークエンス解析の結果が 2017 年に報告された。その結果，胆道癌は四つの分子グループに分類でき，各グループに特徴的な治療標的となりうる遺伝子異常，臨床的な背景や予後の違いがみられ，グループごとに個別化治療を実践できる可能性が示唆された[8]。

　以上より，胆道癌のクリニカルシークエンスに際しては発生部位ごとに actionable または druggable な遺伝子異常が存在すること，治療標的となりうる遺伝子異常を比較的多く有し，サブグループごとに特徴的な遺伝子異常が存在することを念頭に置いた治療戦略が必要である（表 2）。

表 2　胆道癌における部位別の主な遺伝子異常と標的薬剤

遺伝子名	異常割合（％）	主な異常パターン	標的薬剤
胆道癌全体で共通			
TP53	25〜35	変異	—
PIK3CA	4〜7	変異	PI3K/AKT/mTOR inhibitor
BRCA2	4〜5	変異	PARP inhibitor, Platinum, Mitomycin C
ERBB2	3〜5	変異・増幅	HER2 inhibitor
BRCA1	1〜2	変異	PARP inhibitor, Platinum, Mitomycin C
肝内・肝外胆管癌で共通			
KRAS	15〜20	変異・増幅	—
ARID1A	10〜20	変異	EZH2 inhibitor, PI3K/AKT/mTOR inhibitor
SMAD4	8〜10	変異	—
GNAS	6〜7	変異	—
肝内胆管癌			
BAP1	7〜9	変異	PARP inhibitor, Platinum, Mitomycin C
EPHA2	5〜7	変異	—
FGFR2	2〜5	変異・融合	FGFR inhibitor
IDH1	3〜4	変異	IDH inhibitor
IDH2	1〜2	変異	IDH inhibitor
肝外胆管癌			
ELF3	5〜7	変異	—
ARID1B	3〜4	変異	—
PRKACA/PRKACB	0〜1	融合	—
胆嚢癌			
MLL2	6〜7	変異	—
ARID2	5〜7	変異	—
MLL3	3〜7	変異	—
EGFR	0〜5	変異・増幅	EGFR inhibitor
PTEN	1〜3	変異	AKT/mTOR inhibitor
TERT	1〜3	変異・増幅	—
ERBB3	0〜1	変異	ERBB3 inhibitor

2．膵癌の遺伝子異常

　膵癌に関しても国際がんゲノムコンソーシアムの事業の一環として，2012 年に世界 3 ヵ国（オーストラリア，アメリカ，カナダ）の膵癌切除症例 142 例を対象に全エクソンシークエンスの結果が報告された。その結果，膵癌で多く認められる 16 の異常遺伝子（KRAS, TP53, CDKN2A, SMAD4, MAP2K4, ARID1A, TGFBR2, NALCN, ATM, SF3B1, ARID2, MLL3, EPC1, ZIM2, MAGEA6, SLC16A4）の他，新たな異常遺伝子として ROBO1/2, SLIT2 が同定された[9]。

　続いて膵癌 100 症例を対象にした全ゲノムシークエンスの結果が 2015 年に報告された。その結果，KDM6A, PREX2 などの新たなドライバー遺伝子が明らかになったほか，膵癌は四つの分子グループ（「安定型」，「局所的再構成型」，「散在型」，「不安定型」）に分類でき，とくに「不安定型」ではプラチナ系薬剤の有効性が期待できることが示唆された[10]。

　さらに膵癌 456 症例の統合的ゲノム解析の結果が 2016 年に報告された。その結果，膵癌で多く認められる遺伝子異常は 10 のパスウェイ（KRAS, TGF-β,

WNT, NOTCH, ROBO/SLIT signaling, G1/S transition, SWI-SNF, クロマチン修飾，DNA 修復，RNA プロセシング）に集約されること，また膵癌は四つの分子グループ（「扁平上皮型」，「膵臓前駆細胞型」，「免疫原性型」，「内分泌外分泌異常分化型」）に分類されることが報告された。とくに「扁平上皮型」は予後不良であること，また「免疫原性型」では免疫チェックポイント阻害薬の有効性が期待できることが示唆された[11]。

　またわれわれは日本人膵癌 100 症例を対象にターゲットシークエンスを行った結果，膵発がんの主要 4 ドライバー遺伝子（KRAS, TP53, CDKN2A, SMAD4）の変異遺伝子数に着目し，変異遺伝子数が多い（三つ以上）と予後不良であり，ターゲットシークエンスから得られた結果が膵癌の予後予測バイオマーカーになりうることを報告した[12]。

　以上より，膵癌のクリニカルシークエンスに際しては，少数ながら個別化治療の対象になりうる遺伝子異常が見つかる可能性があること，プラチナ系薬剤または免疫チェックポイント阻害薬に感受性を有する一部のサブグループが存在すること，またゲノムバイオ

表 3 膵癌における主な遺伝子異常と標的薬剤

遺伝子名	異常割合（%）	主な異常パターン	標的薬剤
主要 4 ドライバー遺伝子			
KRAS	90〜95	変異	―
TP53	35〜80	変異・欠失	―
CDKN2A	25〜70	変異・欠失	CDK4/6 inhibitor
SMAD4	15〜60	変異・欠失	―
その他			
KDM6A	10〜55	変異・欠失	EZH2 inhibitor
MAP2K4	15〜35	変異・欠失	―
ARID1A	10〜30	変異・欠失	EZH2 inhibitor, PI3K/AKT/mTOR inhibitor
ROBO2	9〜20	変異・欠失	―
PREX2	9〜20	変異・増幅	―
TGFBR2	5〜20	変異・欠失	―
ROBO1	7〜15	変異・欠失	―
PIK3R3	6〜15	欠失	PI3K/AKT/mTOR inhibitor
NALCN	4〜15	変異・欠失	―
BRCA2	3〜12	変異・欠失	PARP inhibitor, Platinum, Mitomycin C
ATM	9〜10	変異・欠失	PARP inhibitor, Platinum, Mitomycin C
SF3B1	6〜10	変異・増幅	―
SLIT2	6〜10	変異・欠失	―
ARID2	3〜10	変異・欠失	―
MLL3	6〜9	変異・欠失	―
PIK3CA	4〜9	増幅	PI3K/AKT/mTOR inhibitor
MET	3〜9	増幅	MET inhibitor
ZIM2	3〜9	変異・欠失	―
CDK6	2〜9	増幅	CDK4/6 inhibitor
EPC1	0〜9	変異・欠失	―
FANCC	0〜9	変異・欠失	PARP inhibitor, Platinum, Mitomycin C
MAGEA6	0〜9	変異・欠失	―
SLC16A4	0〜8	変異・欠失	―
ERBB2	3〜6	変異・増幅	ERBB2 inhibitor
FGFR1	2〜6	変異・増幅	FGFR inhibitor
PALB2	1〜6	変異・欠失	PARP inhibitor, Platinum, Mitomycin C
BRCA1	2〜4	変異・欠失	PARP inhibitor, Platinum, Mitomycin C
FANCA	1〜3	変異・欠失	PARP inhibitor, Platinum, Mitomycin C

マーカーとして主要 4 ドライバー遺伝子の変異遺伝子数の検索が有用な可能性があることを念頭に置いた治療戦略が必要である（表3）。

Ⅱ．北海道大学病院がん遺伝子診断部における胆道・膵癌に対するクリニカルシークエンスの実際（図 1）

1．対象患者

当部の網羅的がん遺伝子検査の対象は病理組織学的検査によって悪性腫瘍と診断された患者で，その後の治療適応の関係から，原則 performance status（PS）0〜2 までの比較的全身状態の良好な患者としている。当部の特徴として前治療の有無を問わず，すべての病期の患者を対象にしていることから，とくに胆道・膵癌のような難治がん患者に関しては標準治療にすべて不応となる前の段階で遺伝子情報を確認しておくこと

で，将来的に参加可能な治験に関する情報など，今後の治療戦略を考えるうえで重要な情報を提供できるものと思われる。

2．外来予約と検体準備

当部では外来予約が入った段階で主治医宛に検体提出の依頼をかけている。原則，5 年以内の検体であれば，既存検体のホルマリン固定パラフィン包埋（FFPE）ブロックの借出あるいは薄切した未染標本（厚さ 5 μm で生検検体は 20 枚，手術検体は 10 枚）の提出を依頼している。

検体採取から 5 年以上経過している場合やシークエンス用の検体が存在しない場合は，可能な限り，新たに検体採取をすることを依頼している。この場合は当部でシークエンス用検体の固定液として PAXgene 固定液（Qiagen 社）を検体採取に合わせて事前に発送し，ホルマリンではなく同固定液での検体提出をお願いしている。PAXgene 固定液はホルマリン固定でし

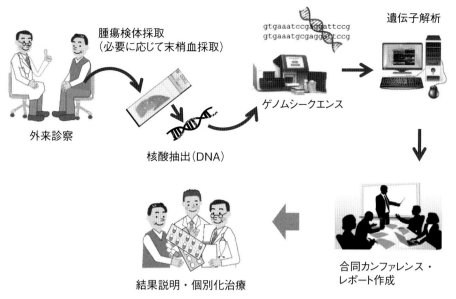

図1 北海道大学病院におけるがん遺伝子診断フローの概要

ばしば問題となる核酸の分解や化学修飾を防ぐことにより，同一組織で組織解析および高品質な核酸の精製の両立が可能なゲノムシークエンス検査に適した固定液であり，当部でゲノムシークエンス用検体の固定液として使用推奨している。

検体が準備できたら，受診前に専属の病理医による病理組織の確認および腫瘍細胞含有率の測定が行われる。シークエンス用検体の腫瘍細胞含有率は20％以上となることを目標に，FFPE薄切標本から間質などの腫瘍細胞以外の成分をカミソリ刃で除去し（マクロダイセクション），腫瘍細胞含有率を高めてDNA抽出を行っている。マクロダイセクションで十分に腫瘍細胞含有率を高められない場合はレーザーマイクロダイセクションを適宜追加することもある。

また腫瘍組織からのDNA抽出は原則受診前までに行われ，事前にDNA品質測定まで行うことで，提出された検体でのシークエンス不良が予測された際には，外来診察時に再生検の可能性などを含めた情報提供を可能としている。

とくに胆道・膵癌の症例においては既存検体での提出が超音波内視鏡下穿刺吸引生検法（EUS-FNA）検体や内視鏡的逆行性胆管膵管造影（ERCP）下検体によるものが多く，DNAの収量不足でシークエンス用検体の再生検が必要となる場面に多く直面する。その際には当部では，肝転移病変がある症例に関しては，18G生検針を用いた超音波ガイド下肝腫瘍生検を再生検時の第一選択の手法としている。肝転移病変がない場合には再度EUS-FNAやERCPによる再生検を依頼しているが，その際にはホルマリンではなく，前述のPAXgene固定液での検体提出をお願いしている。当部ではシークエンス成功率を高めるために上述のことを試みることによって，胆道・膵癌においても受診した全症例においてゲノムシークエンスによる遺伝子解析を成功させている。

3．外来診察

外来診察においては患者の全治療経過を把握したうえで，遺伝子検査を受ける意義・有用性について説明している。とくに癌遺伝子パネル検査で実際に治験などを含めた遺伝子異常に基づいた治療を実施できる可能性は，当部での過去の実績や既報を参考にしても約10％程度であり[4,13]，現実的には網羅的がん遺伝子検査の結果によって治療まで到達できる確率は非常に少ないことも重ねて説明している。

またがん遺伝子パネル検査の結果，体細胞変異以外に生殖細胞系列の遺伝子異常（secondary germline variants）も判明してしまう可能性もあることから，当部では外来診察時に事前に生殖細胞系列の遺伝子異常に関する情報開示の希望の有無を確認し，開示希望をされた場合には結果開示の前に遺伝カウンセリングの受診を紹介している。

胆道・膵癌の症例に関しては保険診療内の治療に関してがん遺伝子パネル検査で知りうる情報として，*BRCA1/2*，*ATM*，*BAP1*，*FANC*，*PALB2*などの相同組み換え修復（homology-directed repair：HDR）関連遺伝子に遺伝子異常が検出された場合にプラチナ系薬剤（保険承認薬として胆道癌におけるcisplatin，膵癌におけるoxaliplatin）に感受性を有する可能性が示唆され[10]，同薬剤を組み入れた治療戦略が立てられる

旨について説明している。

がん遺伝子パネル検査を受けることに同意された場合は院内検査（CLHURC 検査）であれば腫瘍検体と血液検体の両者を用いた遺伝子検査となるため，同日遺伝子検査用の採血を追加で施行している。

4．ゲノムシークエンスと遺伝子解析結果レポートの作成

がん遺伝子パネル検査が申し込まれた後，院内検査（CLHURC 検査）であれば腫瘍検体と血液検体から抽出した DNA からシークエンス用のライブラリーを作成し，次世代シークエンサー（Miseq, Illumina 社）でゲノムシークエンスを行う。院外検査（OncoPrime 検査）であれば腫瘍検体から抽出した DNA を米国内の CLIA（clinical laboratory improvement amendments）認証ラボに発送し，同ラボでゲノムシークエンスが実施される。

院内検査・院外検査のいずれにおいても，遺伝子情報のアノテーション・キュレーションがなされたレポートが返却される。このレポートをもとに合同カンファレンス（当部ではがんゲノム医療エキスパートカンファレンスと呼称）が開催される。同カンファレンスの参加者は解析医，がん薬物療法専門医，病理医，臨床検査技師，バイオインフォマティシャン，臨床遺伝専門医，認定遺伝カウンセラー，看護師，薬剤師，各臓器別診療科の医師（必要に応じて）から構成され，同カンファレンスで個々の症例に対し，遺伝子プロファイルの解釈，薬剤情報を加味した遺伝子診断に基づく推奨治療などについて検討し，最終的なレポート記載情報を確定している。

5．結果説明

合同カンファレンスを経て，最終的に遺伝子解析結果レポートが確定した後に外来で結果説明を実施しているが，結果説明までの turnaround time は院内検査（CLHURC 検査）で約 3 週間，院外検査（OncoPrime 検査）で約 7 週間を要している。

薬剤治療の対象となりうる druggable 遺伝子異常が検出された場合には，治療効果が期待できる薬剤情報に関しては先行する臨床試験の治療成績などの情報があれば提示し，また参加可能な治験を含む臨床試験情報の有無などにつき説明している。

胆道・膵癌の症例に関してはとくに遺伝子異常に基づく all comer の genotype-matched trial の臨床試験（治験含む），また胆道・膵癌を対象とした現在進行中の genotype-matched の臨床試験（治験含む）にとくに着目して情報提供している。さらに当部ではとくに borderline resectable 膵癌や adjuvant surgery 症例に

関し，前述の予後予測バイオマーカーとして主要 4 ドライバー遺伝子（*KRAS, TP53, CDKN2A, SMAD4*）の変異遺伝子数を手術適応を考える際の参考として情報提供している[12]。

またがん遺伝子パネル検査の結果，secondary germline variants の可能性が疑われる遺伝子異常が検出され，さらにご本人が情報開示を希望された場合には認定遺伝カウンセラーによる遺伝子カウンセリングを受けて頂くことにしている。その際に米国臨床遺伝・ゲノム学会（American College of Medical Genetics and Genomics：ACMG）が提供している，ゲノムシークエンスに伴う偶発的所見・二次的所見（incidental or secondary findings）のうち，結果の開示を推奨する遺伝子のリスト（ACMG recommendations：ACMG SF v2.0）に記載されている遺伝子のなかで，腫瘍に関連する遺伝子異常を有する症例に関しては結果を開示し，その後の対応を当院の臨床遺伝子診療部に依頼している[14]（図 2）。

Ⅲ．胆道・膵癌のクリニカルシークエンスの今後の展望

1．胆道癌クリニカルシークエンスの今後の展望

胆道癌において，現在もっとも注目されている治療標的の一つが *FGFR* 融合遺伝子である[7]。すでにいくつかの FGFR 阻害薬による臨床試験が進行中であり，その結果が期待されている[15]。なかでも標準治療に不応となった *FGFR* 遺伝子異常を有する進行胆道癌を対象とした pan-FGFR キナーゼ阻害薬 BGJ398 の単アーム第Ⅱ相試験の結果，主要評価項目の奏効割合が 14.8％（*FGFR2* fusion 症例では 19.9％），副次評価項目の無増悪生存期間が 5.8 ヵ月，病勢制御割合が 75.4％（*FGFR2* fusion 症例では 83.3％）と有望な結果が報告された[16]。しかし，一方で同薬剤に対する治療抵抗性獲得の機序として治療経過中の FGFR2 キナーゼドメインの点突然変異などの存在も明らかになっており，今後の課題も多い[17]。

次に注目されている治療標的として *IDH1/2* 遺伝子変異がある。現在，いくつかの IDH1/2 阻害薬による臨床試験が進行中であり，その結果が期待されている[18]。なかでも進行固形がんを対象とした IDH1 阻害薬の ivosidenib（AG-120）の第Ⅰ相試験の胆道癌コホートでは奏効割合が 5％，病勢制御割合が 60％と有望な結果であり，現在 *IDH1* 変異陽性胆道癌に対する同薬剤の第Ⅲ相試験（NCT02989857）が進行中である。またマルチチロシンキナーゼ阻害薬の dasatinib

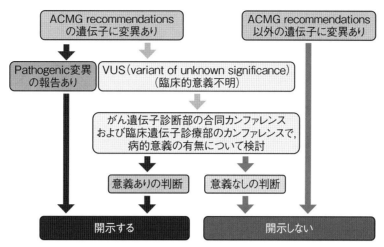

図2 北海道大学病院がん遺伝子診断部における incidental germline variants に対する対応

がIDH1/2変異陽性肝内胆管癌に感受性を有するという報告もあり[19]，現在IDH1/2変異を有する進行肝内胆管癌を対象としたdasatinibの第Ⅱ相試験も進行中である（NCT02428855）。

そのほか，ミスマッチ修復（mismatch repair：MMR）欠損やマイクロサテライト不安定性（microsatellite instability：MSI）highの胆道癌症例を対象とした免疫チェックポイント阻害薬やHER family, VEGF, KRAS-BRAF-MEK-ERK pathwayなどを標的とした阻害薬の臨床試験が計画あるいは進行中である[18]。

2．膵癌クリニカルシークエンスの今後の展望

膵癌においてはKRAS, TP53, CDKN2A, SMAD4の4遺伝子が主要4ドライバー遺伝子として発がんに関与していることが知られているが[20]，そのうち現在治療標的となりうる遺伝子としてCDKN2Aの遺伝子異常があげられる。CDKN2Aのloss of function型遺伝子異常に対し，CDK4/6阻害薬を使用することでRB依存性の細胞周期進行を抑えることにより，抗腫瘍効果が期待される[21]。現在，海外でCDKN2A遺伝子異常を含めたCDK4/6 pathwayの活性化を有する固形がんを対象としたCDK4/6阻害薬のribociclib（LEE011）の第Ⅱ相試験（NCT02187783）が進行中である。

現在，膵癌において実臨床における有用性がもっとも期待できる治療標的としては，前述のBRCA1/2, ATM, BAP1, FANC, PALB2などのDNA修復関連遺伝子における遺伝子異常があげられる。これらの遺伝子異常を有する症例に関してはDNA障害性薬剤のプラチナ系薬剤の他[10]，合成致死を介したDNA修復機能の完全な不活化による細胞死を誘導するpoly（ADP-ribose）polymerase（PARP）阻害薬に感受性を有することが示唆されている[22]。現在BRCA1/2またはPALB2に遺伝子異常を有する膵癌を対象にGemcitabine＋Cisplatin療法にPARP阻害薬のveliparibを上乗せした併用療法のランダム化第Ⅱ相試験（NCT01585805），BRCA1/2, PALB2, FANCのいずれかの遺伝子異常を有する膵癌を対象にmodified FOLFOX6＋veliparib療法の第Ⅰ/Ⅱ相試験（NCT01489865）が進行中である。さらにBRCA1/2遺伝子異常を有し，プラチナ系薬剤で病勢コントロールが得られている膵癌の維持療法としてPARP阻害薬のolaparibとプラセボを比較する第Ⅲ相試験（POLO試験）（NCT02184195）が進行中である。

一方で膵癌で95％以上の遺伝子異常が認められるKRASを標的とした治療開発は長年困難とされてきた。その理由としてKRAS変異タンパクはGTP/GDP親和性が強く，既知の薬剤結合部位が存在しないことなどがあげられるが，近年KRAS変異のなかでもKRAS G12C変異タンパクに対しては阻害薬がいくつか発見され，新たな治療標的の候補として期待されている[23,24]。また膵癌におけるKRAS変異パターンのなかで最多を占めるKRAS G12D変異症例に関しても，KRAS G12Dを抗原として認識させたT細胞輸注療法がHLA-C*08：02型をもつ症例に著効したとする変異型KRASを標的とした新たな免疫細胞療法の有用性も報告されており，今後の治療開発が期待されている[25]。一方，KRAS陰性症例においてはALK融合遺伝子などがドライバー遺伝子異常として検出される例があり，実際にそのような症例に対するALK阻害薬による治療の奏効例なども報告されている[26,27]。なお日本人膵癌患者ではKRAS G12C, KRAS G12D, KRAS野生型はそれぞれ4％，48％，4％と報告されて

おり[12]，今後の膵癌個別化治療のゲノムバイオマーカーとして *KRAS* 変異パターンにも注目が集まっている。

　その他，胆道癌同様に MMR 欠損や MSI-high の膵癌を対象とした免疫チェックポイント阻害薬や KRAS の下流の MAPK（mitogen-activated protein kinase）経路（RAS-RAF-MEK-ERK 経路や RAS-PI3K-PDK-AKT 経路）などを標的とした阻害薬の臨床試験も計画あるいは進行中である[28〜30]。

おわりに

　胆道・膵癌の個別化治療はいまだ発展途上ではあるが，実臨床においても十分実行可能と考えられた。今後，リキッドバイオプシーの普及により組織採取における問題点が解決されることにより，治療効果のモニタリング，薬剤耐性のメカニズムなど胆道・膵癌においてもプレシジョンメディシンのさらなる展開が期待される。網羅的がん遺伝子解析による個別化治療は難治がんの代表である胆道・膵癌の治療成績の向上にとって極めて有用な治療戦略になりうることが大いに期待される。

参 考 文 献

1) Hyman DM, Taylor BS, Baselga J：Implementing Genome-Driven Oncology. Cell **168**：584-599, 2017.

2) Biankin AV, Piantadosi S, Hollingsworth SJ：Patient-centric trials for therapeutic development in precision oncology. Nature **526**：361-370, 2015.

3) Renfro LA, Sargent DJ：Statistical controversies in clinical research：basket trials, umbrella trials, and other master protocols：a review and examples. Ann Oncol **28**：34-43, 2017.

4) Zehir A, Benayed R, Shah RH, et al.：Mutational landscape of metastatic cancer revealed from prospective clinical sequencing of 10,000 patients. Nat Med **23**：703-713, 2017.

5) Chalmers ZR, Connelly CF, Fabrizio D, et al.：Analysis of 100,000 human cancer genomes reveals the landscape of tumor mutational burden. Genome Med **9**：34, 2017.

6) Kou T, Kanai M, Yamamoto Y, et al.：Clinical sequencing using a next-generation sequencing-based multiplex gene assay in patients with advanced solid tumors. Cancer Sci **108**：1440-1446, 2017.

7) Nakamura H, Arai Y, Totoki Y, et al.：Genomic spectra of biliary tract cancer. Nat Genet **47**：1003-1010, 2015.

8) Jusakul A, Cutcutache I, Yong CH, et al.：Whole-Genome and Epigenomic Landscapes of Etiologically Distinct Subtypes of Cholangiocarcinoma. Cancer Discov **7**：1116-1135, 2017.

9) Biankin AV, Waddell N, Kassahn KS, et al.：Pancreatic cancer genomes reveal aberrations in axon guidance pathway genes. Nature **491**：399-405, 2012.

10) Waddell N, Pajic M, Patch AM, et al.：Whole genomes redefine the mutational landscape of pancreatic cancer. Nature **518**：495-501, 2015.

11) Bailey P, Chang DK, Nones K, et al.：Genomic analyses identify molecular subtypes of pancreatic cancer. Nature **531**：47-52, 2016.

12) Hayashi H, Kohno T, Ueno H, et al.：Utility of Assessing the Number of Mutated KRAS, CDKN2A, TP53, and SMAD4 Genes Using a Targeted Deep Sequencing Assay as a Prognostic Biomarker for Pancreatic Cancer. Pancreas **46**：335-340, 2017.

13) Meric-Bernstam F, Brusco L, Shaw K, et al.：Feasibility of Large-Scale Genomic Testing to Facilitate Enrollment Onto Genomically Matched Clinical Trials. J Clin Oncol **33**：2753-2762, 2015.

14) Kalia SS, Adelman K, Bale SJ, et al.：Recommendations for reporting of secondary findings in clinical exome and genome sequencing, 2016 update（ACMG SF v2.0）：a policy statement of the American College of Medical Genetics and Genomics. Genet Med **19**：249-255, 2017.

15) Rizvi S, Borad MJ：The rise of the FGFR inhibitor in advanced biliary cancer：the next cover of time magazine? J Gastrointest Oncol **7**：789-796, 2016.

16) Javle M, Lowery M, Shroff RT, et al.：Phase II Study of BGJ398 in Patients With FGFR-Altered Advanced Cholangiocarcinoma. J Clin Oncol **36**：276-282, 2018.

17) Goyal L, Saha SK, Liu LY, et al.：Polyclonal Secondary FGFR2 Mutations Drive Acquired Resistance to FGFR Inhibition in Patients with FGFR2 Fusion-Positive Cholangiocarcinoma. Cancer Discov **7**：252-263, 2017.

18) Valle JW, Lamarca A, Goyal L, et al.：New Horizons for Precision Medicine in Biliary Tract Cancers. Cancer Discov **7**：943-962, 2017.

19) Saha SK, Gordan JD, Kleinstiver BP, et al.：Isocitrate Dehydrogenase Mutations Confer Dasatinib Hypersensitivity and SRC Dependence in Intrahepatic Cholangiocarcinoma. Cancer Discov **6**：727-739, 2016.

20) Iacobuzio-Donahue CA, Velculescu VE, Wolfgang CL, et al.：Genetic basis of pancreas cancer development and progression：insights from whole-exome and whole-genome sequencing. Clin Cancer Res **18**：4257-4265, 2012.

21) Witkiewicz AK, Knudsen KE, Dicker AP, et al.：The meaning of p16（ink4a）expression in tumors：functional significance, clinical associations and future

developments. Cell Cycle **10**：2497-2503, 2011.

22) Ohmoto A, Yachida S：Current status of poly（ADP-ribose）polymerase inhibitors and future directions. Onco Targets Ther **10**：5195-5208, 2017.

23) Ostrem JM, Peters U, Sos ML, et al.：K-Ras（G12C）inhibitors allosterically control GTP affinity and effector interactions. Nature **503**：548-551, 2013.

24) Lito P, Solomon M, Li LS, et al.：Allele-specific inhibitors inactivate mutant KRAS G12C by a trapping mechanism. Science **351**：604-608, 2016.

25) Tran E, Robbins PF, Lu YC, et al.：T-Cell Transfer Therapy Targeting Mutant KRAS in Cancer. N Engl J Med **375**：2255-2262, 2016.

26) Shimada Y, Kohno T, Ueno H, et al.：An Oncogenic ALK Fusion and an RRAS Mutation in KRAS Mutation-Negative Pancreatic Ductal Adenocarcinoma.

Oncologist **22**：158-164, 2017.

27) Singhi AD, Ali SM, Lacy J, et al.：Identification of Targetable ALK Rearrangements in Pancreatic Ductal Adenocarcinoma. J Natl Compr Canc Netw **15**：555-562, 2017.

28) Garrido-Laguna I, Hidalgo M：Pancreatic cancer：from state-of-the-art treatments to promising novel therapies. Nat Rev Clin Oncol **12**：319-334, 2015.

29) Knudsen ES, O'Reilly EM, Brody JR, et al.：Genetic Diversity of Pancreatic Ductal Adenocarcinoma and Opportunities for Precision Medicine. Gastroenterology **150**：48-63, 2016.

30) Sahin IH, Askan G, Hu ZI, et al.：Immunotherapy in Pancreatic Ductal Adenocarcinoma：An Emerging Entity? Ann Oncol **28**：2950-2961, 2017.

＊　　　＊　　　＊

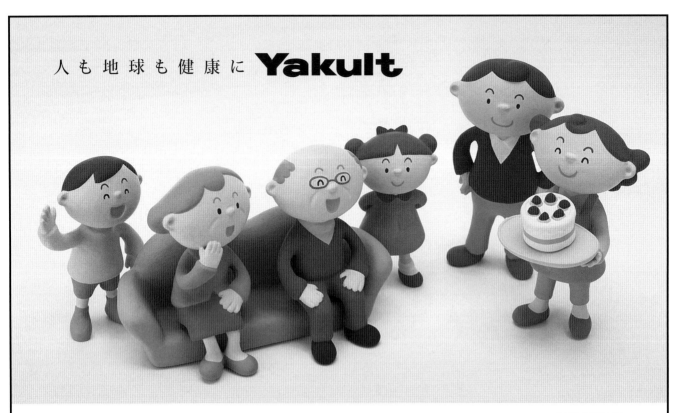

特集

Precision medicine をめざした胆道・膵悪性腫瘍ゲノム医療の最前線

膵癌・胆道癌のリスク因子：環境要因と遺伝要因

岩崎　基[1]

要約：膵癌・胆道癌は，予後の悪い難治がんとして知られているが，発生頻度が比較的低いことからも，他部位のがんに比べてリスク要因の解明はそれほど進んでいない。生活習慣に関する環境要因のうち，これまでに国内外の因果関係評価において膵癌の「確実」ないしは「ほぼ確実」なリスク要因と評価されているのは，喫煙，肥満，糖尿病の既往のみである。そのほか，赤肉，加工肉，アルコール，食品および飲料中のフルクトース，食品に含まれる飽和脂肪酸の摂取が「限定的-示唆的」と評価されている。胆道癌については，胆嚢癌に関する評価結果があるが，肥満が「ほぼ確実」と評価されているのみである。遺伝要因については，遺伝性腫瘍症候群に伴う場合や家族性膵癌以外に，ゲノムワイド関連解析により膵癌のリスク増加に関連する座位が 20 ヵ所ほど明らかになっている。一方，胆道癌に関するエビデンスは少ない。

Key words：膵癌，胆道癌，環境要因，遺伝要因

はじめに

膵癌・胆道癌は，早期発見が困難であり，診断時には進行している例が多く，予後の悪い難治がんとして知られている。その日本人における実態と動向をみてみると，2015 年の人口動態統計に基づく全がん死亡数は男性が 219,508 人，女性が 150,838 人であったが，このうち膵癌死亡数（部位別に死亡数をみたときの順位）は男性 16,186 人（第 5 位），女性 15,680 人（第 4 位），胆道（胆嚢・胆管）癌死亡数（部位別に死亡数をみたときの順位）は男性 9,066 人（第 8 位），女性 9,086 人（第 7 位）であった[1]。年齢調整死亡率の年次推移（1958 年から 2013 年）をみると[2]，男性の膵癌は 1958 年から 1987 年まで増加傾向を示し，その後 2003 年までは横ばい，それ以降は微増傾向であった。女性の膵癌は，同様に 1958 年から 1988 年まで増加傾向を示し，その

後 1994 年までは横ばい，それ以降は微増傾向を示していた。男性の胆道癌は 1958 年から 1987 年まで増加傾向を示し，その後 1995 年までは横ばいであったが，それ以降は減少傾向であった。女性の胆道癌も 1958 年から 1985 年まで増加傾向を示し，その後 1992 年まで横ばいであったが，それ以降は減少傾向を示していた。

罹患数については，国立がん研究センターがん情報サービス「がん登録・統計」で公開されている地域がん登録研究班の全国推計値によると，2013 年の全がん罹患数は男性が 498,720 人，女性が 363,732 人であり，このうち膵癌罹患数（部位別に罹患数をみたときの順位）は男性 18,476 人（第 7 位），女性 16,361 人（第 6 位），胆道（胆嚢・胆管）癌罹患数（部位別に罹患数をみたときの順位）は男性 11,205 人（第 12 位），女性 10,897 人（第 10 位）であった[3]。年次推移については，登録精度が長期的に安定して高い地域がん登録（山形，福井，長崎の 3 県の 1985 年から 2010 年のデータ）を合わせて実測値として集計したデータによると，男女とも膵癌の年齢調整罹患率は，1985 年以降増加傾向，胆道癌は減少傾向を示していた[2]。

予後については，地域がん登録において 2006 年から 2008 年の診断例に基づき算出した 5 年相対生存率をみると，男女合わせた全がんの値が 62.1% であったのに対して，膵癌が 7.7%，胆道（胆嚢・胆管）癌は 22.5%

Epidemiology of Pancreatic and Biliary Tract Cancer：Environmental and Genetic Factors

Motoki Iwasaki

1) 国立研究開発法人国立がん研究センター社会と健康研究センター疫学研究部（〒 104-0045 中央区築地 5-1-1）

表 1 膵癌・胆道癌のリスク要因：国内外の評価結果のまとめ

	膵癌		胆嚢癌
	国際的な評価*	がん予防研究班**	国際的な評価*
確実	肥満（腹部肥満含む） 喫煙***	喫煙	
ほぼ確実 限定的-示唆的	小児期の過成長（高身長・20歳時の高 BMI） 赤肉 加工肉 アルコール（エタノールで 1 日 30〜45 g 以上の大量飲酒者） 食品および飲料中のフルクトース 食品に含まれる飽和脂肪酸	糖尿病	肥満
限定的-判定不能/ データ不十分	身体活動，果物，野菜，葉酸，魚類，卵，茶，清涼飲料，炭水化物，ショ糖，glycaemic index，glycaemic load，総脂肪，一価不飽和脂肪，多価不飽和脂肪，コレステロール，ビタミン C，マルチビタミン/ミネラルのサプリメント	受動喫煙，アルコール，肥満，社会心理学的要因，野菜，果物，肉類，魚類，牛乳・乳製品，イソフラボン，ビタミン，カロテノイド	唐辛子（カプサイシン），魚類，コーヒー，茶，アルコール，糖類，ビタミン C，カルシウム，ビタミン D サプリメント，低脂肪食，身長
実質的な効果は想定しにくい	コーヒー		

＊：World Cancer Research Fund and American Institute for Cancer Research による「Pancreatic Cancer 2012 Report：Food, Nutrition, Physical Acticity and the prevention of Pancreatic Cancer.」および「Diet, Nutrition, Physical Acticity and Gallbladder Cancer, 2015」をもとに作成（ただし喫煙の評価は除く）。

＊＊：国立がん研究センター研究開発費による研究班「科学的根拠に基づく発がん性・がん予防効果の評価とがん予防ガイドライン提言に関する研究」（がん予防研究班）(http://epi.ncc.go.jp/cgi-bin/cms/public/index.cgi/nccepi/can_prev/outcome/index)

＊＊＊：International Agency for Research on Cancer, IARC Monographs on the Evaluation of the Carcinogenic Risks to Humans, vol. 100E. IARC, Lyon, 2012

であり，これらの値は計算された部位のなかでもっとも低い二つであった[4]。このような現状から，診断および治療技術の進歩による予後の改善に加えて，予防による罹患数の減少も期待されるが，発生頻度が比較的低いことからも，他部位のがんに比べてリスク要因の解明はそれほど進んでいない。本稿では，生活習慣に関する環境要因のうち，とくに国内外の因果関係評価において一定の評価がなされた要因について概説する。また遺伝要因については，近年のゲノムワイド関連解析（genome-wide association study：GWAS）からのエビデンスを概説する。

I．環境要因

疫学研究の知見に基づいた因果関係評価の取り組みの例としては，国際がん研究機関（International Agency for Research on Cancer：IARC）の「ヒトに対する発がんリスク評価に関する IARC モノグラフ」(IARC Monographs on the Evaluation of the Carcinogenic Risks to Humans) における発がん性評価や[5]，世界がん研究基金（World Cancer Research Fund：WCRF）/米国がん研究協会（American Institute for Cancer Research：AICR）による「食物・栄養・身体活動とがん予防：国際的な視点から」と題した報告書がある[6]。後者は，食物・栄養・身体活動に特化して膨大な科学論文のレビューを行い，そのがん予防効果について評価している。2007年に第2版が出版されたが，その後は部位別に更新された結果がWeb上で公開されている(http://www.dietandcancerreport.org/)。この報告書で評価の対象となっているエビデンスの多くは欧米諸国から発表されたものであるため，疾病構造と生活習慣の異なる日本人集団への外挿の可能性を検討することが必要となる。そこで国立がん研究センター研究開発費による研究班「科学的根拠に基づく発がん性・がん予防効果の評価とがん予防ガイドライン提言に関する研究」（がん予防研究班）では，WCRF や他の国際機関での評価方法を参考に規準を定め，日本人を対象とした疫学研究のエビデンスをレビューし，コホート研究のデータを用いたプール解析などの定量的評価を加えながら，主に生活習慣関連要因の因果関係評価を行っている (http://epi.ncc.go.jp/cgi-bin/cms/public/index.cgi/nccepi/can_prev/outcome/index)。これらの報告書における評価結果を表1にまとめた。

喫煙は，国内外の評価のいずれにおいても膵癌の「確実」なリスク要因という評価であった。肥満は，

WCRFにおいて膵癌の「確実」なリスク要因，また胆嚢癌については「ほぼ確実」なリスク要因という評価であった。また小児期の過成長（高身長・20歳時の高body mass index（BMI））は，WCRFの評価において膵癌の「ほぼ確実」なリスク要因，糖尿病の既往は，がん予防研究班の評価で膵癌の「ほぼ確実」なリスク要因であった。その他，WCRFでは，赤肉，加工肉，アルコール，食品および飲料中のフルクトース，食品に含まれる飽和脂肪酸が，膵癌のリスク要因として「限定的-示唆的」という評価であった。このように膵癌と胆道癌については，評価の定まった要因が非常に限定的である。とくに胆道癌については，WCRFでは胆嚢癌のみを対象としており，胆管癌に対する評価はなされていない。同様にがん予防研究班においても，個別のエビデンスが少ないこともあり，胆道癌についての評価はなされていない。ここでは「確実」ないしは「ほぼ確実」と評価された要因のうち，以下の喫煙，肥満，糖尿病の既往について詳述する。

1．喫煙

喫煙は，IARCの発がん性評価において，膵癌に対して「Group 1」つまり「発がん性あり」と評価されている[5]。一方，胆道癌については，胆嚢癌および肝外胆管癌を対象とした疫学研究をレビューしたものの，研究数が少ないうえに結果が一致しておらず，また適切に交絡要因を調整した研究も少ないことが指摘されており，一定の結論を導くには至っていない[5]。

膵癌に関して，がん予防研究班が日本人を対象とした疫学研究をレビューしたところ，2011年までに3件のケース・コントロール研究と4件のコホート研究の結果があり，とくにコホート研究においては，おおむね正の関連が認められた[7]。これらの7件をメタアナリシスしたところ，非喫煙者を基準とした喫煙者（過去喫煙者と現在喫煙者）の相対リスク（95％信頼区間）は，全体で1.68（1.38-2.05），男性が1.57（1.30-1.89），女性は1.83（1.35-2.48）であった。がん予防研究班では，この結果に基づき，日本人集団においても喫煙が膵癌リスクを増加させることは「確実」と判断している。

2．肥満

膵癌に関して，WCRFではBMIとの関連を検討した23件のコホート研究（合計9,504症例）のメタアナリシスを行っている。その結果，BMIが5 kg/m²増えるごとに10％（95％信頼区間 7-14％）の有意なリスク増加がみられた（http://www.wcrf.org/sites/default/files/Pancreatic-Cancer-2012-Report.pdf）。また，ウエストヒップ比と膵癌リスクとの関連を検討した4件

のコホート研究（合計1,047症例）のメタアナリシスでは，0.1単位あたり19％（95％信頼区間 9-31％）の有意なリスク増加であった。その他，BMIと膵癌罹患リスクについて，欧米の14件のコホート研究（合計2,135症例）をプール解析した結果では，BMIが21〜22.9の群に比べて，25〜29.9の群における相対リスク（95％信頼区間）は1.18（1.03-1.36），30を超える群では1.47（1.23-1.75）と，それぞれ有意なリスク増加がみられた[8]。このような状況から国際的な評価では，肥満は確実なリスク要因と評価されている。肥満により膵癌リスクが増加するメカニズムとしては，インスリン抵抗性に伴う高インスリン血症，さらにはinsulin-like growth factorやエストロゲンなどのホルモン濃度への影響，その他，脂肪蓄積に伴うアディポカイン分泌の変化の影響が想定されている。

一方，アジアの16件のコホート研究（合計1,489症例）のプール解析においては，BMIと膵癌死亡リスクの間に有意な関連は観察されなかった[9]。このプール解析には日本からの研究が8件含まれていたが，その後，日本人を対象とした9件のコホート研究（合計1,593症例）におけるプール解析が行われた[10]。その結果，男性のBMIが23〜24.9の群に比べて，30以上の群におけるハザード比（95％信頼区間）が1.71（1.03-2.86）と，肥満群で有意なリスク増加が観察された。一方，女性は統計学的には有意な関連は観察されなかったが，BMIが高くなるにつれてリスクも増加するような関連がみられ，BMIが1 kg/m²増えるごとのハザード比（95％信頼区間）は1.02（1.00-1.05）（P＝0.086）であった。このような男女間の結果の違いについては，男性に比べて女性は肥満者の割合が少ないためにリスクが検出されにくかったとの考察がなされている。現時点のがん予防研究班の評価では，肥満と膵癌リスクとの関連については「データ不十分」である。これは本プール解析が出版される前の評価であるが，今回の結果から欧米人を対象とした研究と同様に，日本人男性においても肥満がリスク増加と関連することが示されたことは，今後の評価の見直しに影響を与えるものと思われる。

胆嚢癌について，WCRFでは8件のコホート研究（合計6,004症例）のメタアナリシスを行っている。その結果，BMIが5 kg/m²増えるごとに25％（95％信頼区間 15-37％）の有意なリスク増加がみられた（http://www.wcrf.org/sites/default/files/Gallbladder-Cancer-2015-Report.pdf）。男女別の解析では，男性が5 kg/m²増えるごとに23％（95％信頼区間 13-33％），女性は25％（95％信頼区間 7-46％）と男女とも同じよう

に有意な関連が観察された。一方，地域別の解析では，欧州では32%（95%信頼区間24-41%）と有意な関連がみられたものの，アジアでは22%（95%信頼区間−2%-33%）とリスク増加は観察されたが統計学的には有意な結果ではなかった。肥満により胆嚢癌リスクが増加するメカニズムとしては，前述の膵癌と同様の要因が想定されている。そのほか，胆嚢癌のリスク要因の一つに胆石症があるが，肥満はこの胆石の生成に関連することが指摘されている。

このWCRFのメタアナリシスには，日本人を対象としたコホート研究が3件含まれている[11~13]。2005年に出版されたKuriyamaら[11]の研究は，宮城県での地域住民を対象としたコホート研究において，BMIと胆嚢癌罹患リスク（男性9症例，女性24症例）との関連を検討し，男性では関連がみられなかったものの，女性においてBMI高値群の有意なリスク増加を観察している。2007年のFujinoら[12]の研究では，大規模コホート研究（JACC Study）において胆嚢癌死亡リスク（男性66症例，女性90症例）との関連を検討しているが，男女とも有意な関連は観察されなかった。2008年にはIshiguroら[13]が多目的コホート研究のデータを用いて，胆嚢癌（93症例）および肝外胆管癌罹患リスク（142症例）との関連を検討しており，胆嚢癌罹患リスクとの間には有意な関連はみられなかったが，肝外胆管癌罹患リスクとの関連では，BMI高値群において有意なリスク増加がみられた。いずれも症例数が少ないこともあり結果は一致しておらず，現状においては評価が困難である。

3．糖尿病

糖尿病の既往と膵癌リスクとの関連に関しては，前述の国際的な因果関係評価の報告書では取り上げられていないが，がん予防研究班では評価が行われ，「ほぼ確実」と判定されている。一方，糖尿病の既往と膵癌リスクとの関連を検討したメタアナリシスが複数出版されている。2005年のHuxleyら[14]のメタアナリシス（ケース・コントロール研究17件とコホート研究19件における合計9,220症例）では，糖尿病の非既往者に対する既往者（自己申告，医師の診断，糖負荷試験）の相対リスク（95%信頼区間）は1.82（1.66-1.99）と有意な結果であった[14]。また2011年のBenら[15]のコホート研究35件のメタアナリシスでも，糖尿病既往者（自己申告，医師の診断，糖負荷試験）の相対リスク（95%信頼区間）は1.94（1.66-2.27）と有意に高かった。さらに2013年のElenaら[16]のコホート研究12件（合計1,621症例）のプール解析でも，糖尿病既往者（自己申告）の相対リスク（95%信頼区間）は1.40（1.07-

1.84）と有意な結果であった。日本人を対象とした研究としては，Sasazukiら[17]のコホート研究7件（合計1,172症例）のプール解析の結果がある。ここでも糖尿病の非既往者に対する既往者（自己申告）のハザード比（95%信頼区間）は1.85（1.46-2.34）と同様に有意な結果であった。糖尿病により膵癌リスクが増加するメカニズムとしては，糖尿病に伴う高血糖，肥満と共通するところでインスリン抵抗性に伴う高インスリン血症や脂肪蓄積に伴うアディポカイン分泌の変化の影響などが想定されている。

糖尿病と膵癌リスクの関連を検証する際に，糖尿病が膵癌の原因ではなく，膵癌の結果として糖尿病になるという因果の逆転の可能性が問題となる。そのような可能性を少しでも低減させるために，観察開始初期に診断された症例を除いた解析が行われる。Elenaらのプール解析では観察開始初期2年間に診断された症例，Sasazukiらのプール解析では3年間に診断された症例を除いた解析が行われており，前述の結果はそのような症例を除いた結果である。どのくらいの期間に診断された症例を除くべきかについては議論の余地はあるが，少なくとも観察開始から2~3年間の症例を除いても有意な関連がみられたことから，因果関係を示唆するものと考えられる。また糖尿病の診断から膵癌の診断までの期間が短い場合も因果の逆転の可能性が示唆される。そこで糖尿病と膵癌の診断期間で層別した解析が行われているが，Huxleyら[14]の解析における糖尿病既往者の相対リスク（95%信頼区間）は，1~4年では2.05（1.87-2.25），5~9年では1.54（1.31-1.81），10年以上でも1.51（1.16-1.96）といずれも有意なリスク増加がみられ，因果関係を示唆していると考えられた。一方，Elenaら[16]の解析では，同様に2~8年では1.79（1.25-2.55）と有意なリスク増加がみられたが，9年以上では1.02（0.68-1.52）と関連は観察されなかった。このように糖尿病の有病期間が長期にわたる場合，インスリン抵抗性に伴う高インスリン血症状態から膵β細胞の減少とともに低インスリン血症状態になる。糖尿病により膵癌リスクが増加するメカニズムの一つに，インスリンの作用が想定されていることから，関連がみられなくなった理由として，糖尿病の進行に伴う低インスリン血症の可能性が指摘されている。これまでの先行研究の結果は，糖尿病と膵癌リスクの間の因果関係を示唆しているが，この有病期間の違いの影響についてはさらなる検討が必要である。

糖尿病の既往と胆道癌リスクとの関連については，2011年にRenら[18]が，ケース・コントロール研究8件（1,874症例）とコホート研究13件（2,493症例）の合

計21件を対象としたメタアナリシスを報告している。このうち胆道癌に関する9件の研究によるメタアナリシスでは，糖尿病の非既往者に対する既往者（自己申告，医師の診断，糖負荷試験）の相対リスク（95％信頼区間）は1.43（1.18-1.72）と有意に高かった。また胆嚢癌に関する11件の研究のメタアナリシスでは，同様に既往者の相対リスク（95％信頼区間）は1.52（1.26-1.84）と有意なリスク増加がみられた。肝外胆管癌に関する7件の研究のメタアナリシスにおいても，同様に既往者の相対リスク（95％信頼区間）は1.59（1.26-1.99）と有意な結果であった。日本人を対象とした研究としては，前述のSasazukiら[17]のコホート研究7件（合計904症例）のプール解析の結果によると，既往者（自己申告）のハザード比（95％信頼区間）は1.35（0.99-1.85）とリスク増加はみられるものの，統計学的には有意な結果ではなかった。一方，男女別の解析においては，男性では既往者の相対リスク（95％信頼区間）は1.66（1.14-2.41），女性では1.44（0.77-2.70）と，男性において有意なリスク増加が観察された。女性を対象とした解析では，465例の胆道癌症例のうち，糖尿病既往者における症例数は26例と少なく，検出力不足の可能性は否定できない。がん予防研究班においては，胆道癌は評価の対象となっていないが，このように比較的一致した結果が得られており，糖尿病既往者におけるリスク増加が示唆される。

II．遺伝要因

家族性膵癌は，第一度近親者に2人以上の膵癌罹患者がいる場合と定義され，このような家系をもつ人は膵癌リスクが高いことが知られている。また，表2に示すような遺伝性腫瘍症候群のなかには，膵癌リスクの増加を伴うものが知られている[19]。一方，膵癌および胆道癌の発がんリスクに関与する遺伝要因としては，このような遺伝子変異以外に，発がんリスクへの影響が小さい，いわゆる低浸透率の遺伝素因が複数関与していると考えられる。このような遺伝素因を明らかにするための研究として，近年，GWASが精力的に実施され，とくに膵癌についてはエビデンスが蓄積されつつある。

膵癌に関しては，2009年のAmundadottirらのGWASが最初の報告である[20]。この研究では，第9番染色体上のABO遺伝子上の多型と膵癌リスクとの間に有意な関連がみられた。従来の疫学研究では，O型に比べ，A型，B型，AB型では有意に膵癌リスクが高いことが報告されていたが，今回はこれを支持する

表2 遺伝性腫瘍症候群と膵癌リスク（文献19より引用改変）

遺伝性腫瘍症候群	遺伝子	リスク
遺伝性膵炎	PRSS1	87倍
遺伝性乳癌卵巣癌症候群	BRCA2	3.5～10倍
Peutz-Jeghers症候群	STK11/LKB1	100倍
家族性異型多発母斑黒色腫症候群	p16	12～20倍
毛細血管拡張性小脳失調症	ATM	NA
リンチ症候群	hMSH2, hMLH1	5倍未満

結果として大変興味深い。この報告を含め，これまでにGWASにおける有意水準に達した座位をまとめたものが表3である。これまでに20座位の報告があり，このうちWuらのGWASは中国人を対象としたもので，残りはすべて欧米人を対象とした研究である。多くの座位は，膵癌に特異的なものであるが，なかでも5p15.33のCLPTM1LおよびTERT領域は，膀胱癌，乳癌，慢性リンパ性白血病，グリオーマ，肺癌，悪性黒色腫，非黒色腫皮膚癌，卵巣癌，前立腺癌，精巣胚細胞性腫瘍など，多くの部位の癌と関連することが指摘されている[21]。その他，8q24.21のMYC領域も，膀胱癌，乳癌，前立腺癌，大腸癌，肺癌，卵巣癌，腎癌，グリオーマ，慢性リンパ性白血病などとの関連が報告されており，共通するメカニズムの存在を示唆する結果として興味深い[21]。

胆道癌に関するGWASは少なく，胆嚢癌についての2報のみである[22,23]。一つは，2012年に報告されたChaら[22]の日本人を対象とした小規模GWAS（41症例）であり，もう一つは，2017年に出版されたインド人を対象としたGWASである。後者では1,042症例をもとにdiscoveryを行い，428症例でreplicationを検討したところ，7q21.12のABCB4とABCB1の領域にある多型が胆嚢癌リスクの増加に有意に関連していることが示された[23]。

おわりに

膵癌・胆道癌のリスク要因の現状を概説した。発生頻度が比較的低いことから，全般的にエビデンスが少ない。プール解析などの共同研究により，症例数不足を補いながら一つでも多くのエビデンスが構築されることが期待される。

表 3 膵癌の GWAS によって同定された座位

染色体	遺伝子	SNP	アレルあたりのオッズ比(95%信頼区間)	P 値	著者	文献
9q34	*ABO*	rs505922	1.20 (1.12-1.28)	5.37×10^{-8}	Amundadottir L, et al.	Nat Genet. 2009；41：986-90.
13q22.1	*KLF12, KLF5*	rs9543325	1.26 (1.18-1.35)	3.27×10^{-11}	Petersen GM, et al.	Nat Genet. 2010；42：224-8.
1q32.1	*NR5A2*	rs3790844	0.77 (0.71-0.84)	2.45×10^{-10}	Petersen GM, et al.	Nat Genet. 2010；42：224-8.
21q21.3	*BACH1*	rs372883	0.79 (0.75-0.84)	2.24×10^{-13}	Wu C, et al.	Nat Genet. 2011；44：62-6.
5p13.1	*DAB2*	rs2255280	0.81 (0.76-0.87)	4.18×10^{-10}	Wu C, et al.	Nat Genet. 2011；44：62-6.
10q26.11	*PRLHR*	rs12413624	1.23 (1.16-1.31)	5.12×10^{-11}	Wu C, et al.	Nat Genet. 2011；44：62-6.
21q22.3	*TFF1*	rs1547374	0.79 (0.74-0.84)	3.71×10^{-13}	Wu C, et al.	Nat Genet. 2011；44：62-6.
22q13.32	*FAM19A5*	rs5768709	1.25 (1.17-1.34)	1.41×10^{-10}	Wu C, et al.	Nat Genet. 2011；44：62-6.
5p15.33	*TERT*	rs2736098	0.80 (0.76-0.85)	9.78×10^{-14}	Wolpin BM, et al.	Nat Genet. 2014；46：994-1000.
7q32.3	*LINC-PINT*	rs6971499	0.79 (0.74-0.84)	2.98×10^{-12}	Wolpin BM, et al.	Nat Genet. 2014；46：994-1000.
16q23.1	*BCAR1*	rs7190458	1.46 (1.30-1.65)	1.13×10^{-10}	Wolpin BM, et al.	Nat Genet. 2014；46：994-1000.
13q12.2	*PDX1*	rs9581943	1.15 (1.10-1.20)	2.35×10^{-9}	Wolpin BM, et al.	Nat Genet. 2014；46：994-1000.
22q12.1	*ZNRF3*	rs16986825	1.18 (1.12-1.25)	1.18×10^{-8}	Wolpin BM, et al.	Nat Genet. 2014；46：994-1000.
17q25.1	*LINC00673*	rs11655237	1.26 (1.19-1.34)	1.42×10^{-14}	Childs EJ, et al.	Nat Genet. 2015；47：911-6.
2p13.3	*ETAA1*	rs1486134	1.14 (1.09-1.19)	3.36×10^{-9}	Childs EJ, et al.	Nat Genet. 2015；47：911-6.
7p13	*SUGCT*	rs17688601	0.88 (0.84-0.92)	1.41×10^{-8}	Childs EJ, et al.	Nat Genet. 2015；47：911-6.
3q29	*TP63*	rs9854771	0.89 (0.85-0.93)	2.35×10^{-8}	Childs EJ, et al.	Nat Genet. 2015；47：911-6.
8q24.21	*MYC*	rs10094872	1.15 (1.10-1.20)	3.22×10^{-9}	Zhang M, et al.	Oncotarget. 2016；7：66328-66343.
5p15.33	*CLPTM1L, TERT*	rs35226131	0.71 (0.63-0.80)	1.70×10^{-8}	Zhang M, et al.	Oncotarget. 2016；7：66328-66343.
1q32.1	*NR5A2*	rs2816938	1.20 (1.15-1.25)	4.88×10^{-15}	Zhang M, et al.	Oncotarget. 2016；7：66328-66343.

参 考 文 献

1) Ministry of Health, Labour and Welfare：Vital Statistics in Japan.

2) Katanoda K, Hori M, Matsuda T, et al.：An updated report on the trends in cancer incidence and mortality in Japan, 1958-2013. Jpn J Clin Oncol **45**：390-401, 2015.

3) Hori M, Matsuda T, Shibata A, et al.：Cancer incidence and incidence rates in Japan in 2009：a study of 32 population-based cancer registries for the Monitoring of Cancer Incidence in Japan (MCIJ) project. Jpn J Clin Oncol **45**：884-891, 2015.

4) Matsuda T, Ajiki W, Marugame T, et al.：Population-based survival of cancer patients diagnosed between 1993 and 1999 in Japan：a chronological and international comparative study. Jpn J Clin Oncol **41**：40-51, 2011.

5) International Agency for Research on Cancer：IARC Monographs on the Evaluation of the Carcinogenic Risks to Humans, vol. 100E. IARC, Lyon, 2012.

6) World Cancer Research Fund and American Institute for Cancer Research：Food, Nutrition, Physical Activity, and the Prevention of Cancer：a Global Per-spective. American Institute for Cancer Research, Washington, DC, 2007.

7) Matsuo K, Ito H, Wakai K, et al.：Cigarette smoking and pancreas cancer risk：an evaluation based on a systematic review of epidemiologic evidence in the Japanese population. Jpn J Clin Oncol **41**：1292-1302, 2011.

8) Genkinger JM, Spiegelman D, Anderson KE, et al.：A pooled analysis of 14 cohort studies of anthropometric factors and pancreatic cancer risk. Int J Cancer **129**：1708-1717, 2011.

9) Lin Y, Fu R, Grant E, et al.：Association of body mass index and risk of death from pancreas cancer in Asians：findings from the Asia Cohort Consortium. Eur J Cancer Prev **22**：244-250, 2013.

10) Koyanagi YN, Matsuo K, Ito H, et al.：Body-Mass Index and Pancreatic Cancer Incidence：A Pooled Analysis of Nine Population-Based Cohort Studies With More Than 340,000 Japanese Subjects. J Epidemiol：2017 [Epub ahead of print].

11) Kuriyama S, Tsubono Y, Hozawa A, et al.：Obesity and risk of cancer in Japan. Int J Cancer **113**：148-157, 2005.

12) Fujino Y, Japan Collaborative Cohort Study for Eval-

uation of Cancer : Anthropometry, development history and mortality in the Japan Collaborative Cohort Study for Evaluation of Cancer (JACC). Asian Pac J Cancer Prev **8** : S105-112, 2007.

13) Ishiguro S, Inoue M, Kurahashi N, et al. : Risk factors of biliary tract cancer in a large-scale population-based cohort study in Japan (JPHC study) ; with special focus on cholelithiasis, body mass index, and their effect modification. Cancer Causes Control **19** : 33-41, 2008.

14) Huxley R, Ansary-Moghaddam A, Berrington de González A, et al. : Type-Ⅱ diabetes and pancreatic cancer : a meta-analysis of 36 studies. Br J Cancer **92** : 2076-2083, 2005.

15) Ben Q, Xu M, Ning X, et al. : Diabetes mellitus and risk of pancreatic cancer : A meta-analysis of cohort studies. Eur J Cancer **47** : 1928-1937, 2011.

16) Elena JW, Steplowski E, Yu K, et al. : Diabetes and risk of pancreatic cancer : a pooled analysis from the pancreatic cancer cohort consortium. Cancer Causes Control **24** : 13-25, 2013.

17) Sasazuki S, Charvat H, Hara A, et al. : Diabetes mellitus and cancer risk : pooled analysis of eight cohort studies in Japan. Cancer Sci **104** : 1499-1507, 2013.

18) Ren HB, Yu T, Liu C, et al. : Diabetes mellitus and increased risk of biliary tract cancer : systematic review and meta-analysis. Cancer Causes Control **22** : 837-847, 2011.

19) Midha S, Chawla S, Garg PK. : Modifiable and non-modifiable risk factors for pancreatic cancer : A review. Cancer Lett **381** : 269-277, 2016.

20) Amundadottir L, Kraft P, Stolzenberg-Solomon RZ, et al. : Genome-wide association study identifies variants in the ABO locus associated with susceptibility to pancreatic cancer. Nat Genet **41** : 986-990, 2009.

21) Zhang M, Wang Z, Obazee O, et al. : Three new pancreatic cancer susceptibility signals identified on chromosomes 1q32.1, 5p15.33 and 8q24.21. Oncotarget **7** : 66328-66343, 2016.

22) Cha PC, Zembutsu H, Takahashi A, et al. : A genome-wide association study identifies SNP in DCC is associated with gallbladder cancer in the Japanese population. J Hum Genet **57** : 235-237, 2012.

23) Mhatre S, Wang Z, Nagrani R, et al. : Common genetic variation and risk of gallbladder cancer in India : a case-control genome-wide association study. Lancet Oncol **18** : 535-544, 2017.

* * *

胆と膵 37巻臨時増刊特大号

胆膵内視鏡自由自在
～基本手技を学び応用力をつける集中講座～
（企画：東京大学消化器内科　伊佐山浩通）

巻頭言：胆膵内視鏡治療をいかに学ぶか，教えるか

Ⅰ．内視鏡システムと内視鏡操作に関する基本知識
十二指腸鏡の基本構造と手技の関係
超音波内視鏡 A to Z
ERCPにおけるスコープの挿入方法と困難例への対処方法
術後再建腸管に対するバルーン内視鏡挿入操作の基本と挿入のコツ

Ⅱ．ERCP関連手技編
◆胆管選択的カニュレーション
カニュレーション手技の種類と使い分け
VTRでみせるカニュレーションの基本とコツ
　　　　　　　（Contrast and Wire-guided）【動画付】
VTRでみせる術後再建腸管に対するダブルバルーン内視鏡
　　を用いた胆管カニュレーションのコツ【動画付】
膵管ガイドワイヤー・ステント留置下カニュレーションの実際とコツ
VTRでみせる私のカニュレーション戦略とテクニック【動画付】
Precutの種類と使い分け
VTRでみせるPrecutの実技とコツ【動画付】
コラム①：膵癌早期診断プロジェクト
◆乳頭処置
ESTの基本事項を押さえる
EST VTRでみせる私のこだわり（1）【動画付】
EST VTRでみせる私のこだわり（2）【動画付】
VTRでみせるEST困難例への対応【動画付】
EPBD～VTRでみせるEPBD後の結石除去手技のコツ～【動画付】
内視鏡的乳頭大径バルーン拡張術（EPLBD）の適応と偶発症予防
◆結石除去
結石除去・破砕用デバイスの種類と使い分け
総胆管結石除去のコツ【動画付】
結石破砕と破砕具使用のコツ，トラブルシューティング
◆胆道ドレナージ術
閉塞性黄疸の病態と病態に応じた治療戦略
ステントの種類と使い分け
VTRでみせるMetallic stentの上手な入れ方【動画付】
Bridge to Surgery：遠位胆道閉塞
非切除悪性遠位胆道閉塞に対するドレナージ戦略
Bridge to Surgery：悪性肝門部領域胆管閉塞
非切除例悪性肝門部胆管閉塞に対するドレナージ戦略
コラム②：ステント開発よもやま話
◆トラブルシューティング
ERCP後膵炎への対処と予防
ステント迷入への対処
EST後出血への対処と予防
穿孔への対処と予防
◆膵管Intervention
膵石に対する内視鏡治療
膵管ドレナージの適応と手技
膵管狭窄困難例への対処

Ⅲ．EUS関連手技編
膵領域におけるラジアル式およびコンベックス式EUSの標準描出法
胆道系の観察　ラジアル型とコンベックス型の描出法と使い分け
胆・膵領域における造影EUS
EUS-FNAの基本的手技と検体処理
コラム③：EUS-FNAの本邦導入の経緯

Ⅳ．Interventional EUS
VTRでみせるEUS-BDの基本手技とコツ【動画付】
EUS-BDを安全に行うために
VTRでみせる胆道疾患に対するEUS-Rendezvous
　　　　　　　techniqueとAntegrade technique【動画付】
VTRでみせるEUS-GBDの適応と手技のコツ【動画付】
VTRでみせるEUS-PD and
　　　　　Pancreatic Rendezvous Cannulation【動画付】
膵仮性嚢胞・WONの病態と治療戦略―診断，治療法選択，タイミング―
Endoscopic necrosectomyの基本と手技の工夫
コラム④：自由自在な胆膵内視鏡のために必要なことは？

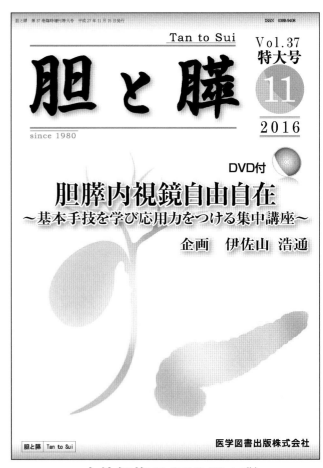

本体価格 5,000円＋税

ホームページでも販売中！ http://www.igakutosho.co.jp　　医学図書出版株式会社

❖ 症例 ❖

診断に難渋し EUS-FNA を施行した膵リンパ上皮嚢胞の 1 例

増田 智成[1]・伊藤 康博[1]・坊岡 英祐[1]・三原 康紀[1]・西谷 慎[1]
半田 寛[1]・渋谷慎太郎[1]・西村 瑶子[2]・江川 智久[1]

要約：症例は 48 歳男性，健診で膵嚢胞を指摘され当院紹介となった。理学的所見，採血検査で特記すべきことはなし。腹部超音波検査では膵尾部に境界明瞭な低エコー腫瘤を認め，腹部造影 CT 検査では膵尾部と胃体中部小弯の間に径 20 mm 程度の嚢胞性病変を認めた。MRI では膵尾部と胃に薄い脂肪層で境された径 22 mm の腫瘤性病変を認めた。T2 強調画像で軽度高信号を呈し，拡散強調画像では高信号が目立ち，明瞭な拡散係数低下がみられた。EUS-FNA を施行し，組織診で CA19-9 陽性であることから悪性の可能性も否定できず，膵体尾部切除術を施行した。病理組織学的検査では，多房性嚢胞が高度の角化を伴った扁平上皮に覆われており，周囲には杯中心を有するリンパ組織を認めリンパ上皮嚢胞と診断された。LEC（lymphoepithelial cyst）は比較的まれな疾患であり，診断に難渋した膵リンパ上皮嚢胞の 1 例を経験したので若干の文献的考察を加えて報告する。

Key words：膵リンパ上皮嚢胞，lymphoepithelial cyst, EUS-FNA

は じ め に

膵リンパ上皮嚢胞（lymphoepithelial cyst：LEC）は，膵嚢胞性疾患のなかでも比較的まれな良性疾患である。術前に確定診断がつけば経過観察でよいが，悪性腫瘍も否定できずに手術を行う症例が多い。今回われわれは術前診断に難渋し手術を施行したLECの1例を経験したので，若干の文献的考察を加えて報告する。

I. 症 例

症例：48 歳，男性。
主訴：特になし。

A Case of Lymphoepithelial Cyst of the Pancreas Requiring EUS-FNA Due to Difficulty in Preoperative Diagnosis
Tomonari Masuda et al
1）済生会横浜市東部病院外科（〒 230-0012 横浜市鶴見区下末吉 3-6-1）
2）慶應義塾大学医学部病理部学教室
論文採択日 2018 年 2 月 7 日

既往歴：緑内障。
飲酒歴：焼酎 1 日 3 合，28 年間。
現病歴：健診で，膵尾部に嚢胞性病変を指摘されたため，当科紹介となった。
入院時現症：腹部は平坦・軟であり，腫瘤は触知しなかった。
血液検査：血液生化学検査上，トリグリセリド 309 mg/dL 以外は異常を認めなかった。CA19-9 は 15.5 U/mL であり正常範囲であった。
腹部超音波検査：膵尾部の頭側に 18×18×14 mm の低エコー腫瘤を認め，境界明瞭，内部均一であった。
腹部造影 CT 検査：膵尾部と胃体中部小弯の間に径 20 mm 程度の嚢胞性病変を認めた。膵実質の beak sign は明らかでなく，尾側の主膵管に拡張はみられず，膵実質の萎縮も認めなかった。
腹部 MRI 検査：膵尾部と胃に接する径 22 mm の腫瘤性病変を認めた。境界は薄い脂肪層がみられた。T2 強調画像で軽度高信号を呈し，拡散強調画像では高信号が目立ち，明瞭な拡散係数（ADC）低下がみられた。
胆道内視鏡超音波検査：膵尾部に接する約 20 mm の腫瘤性病変を認めた。内部は充実成分であり，境界明瞭であった。組織診では，上皮細胞を認め，免疫染色で CA19-9，CEA がわずかに陽性であった。

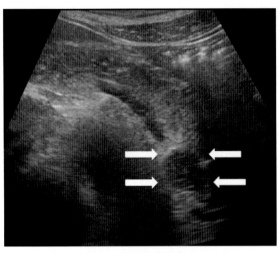
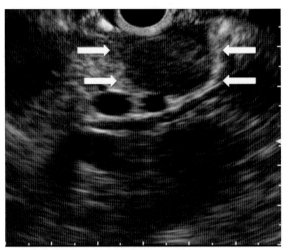

図1 腹部超音波検査
膵尾部に約 18×18×14 mm の境界明瞭，内部均一な低エコー腫瘤を認める（矢印）。

図2 胆道内視鏡超音波検査
膵尾部に接する約 20 mm の腫瘤性病変を認める。内部は充実成分であり，境界明瞭（矢印）。

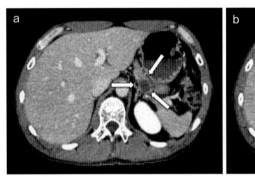
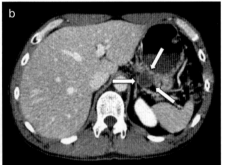

図3 腹部造影CT検査
膵尾部と胃体中部小弯の間に径 20 mm 程度の囊胞性病変を認める。膵実質の beak sign はなく，上流の主膵管に拡張や膵実質の萎縮も認めず（矢印）。

以上より胃，または膵尾部の腫瘤性病変であり，主座は不明。穿刺細胞診から悪性所見も否定できないことから，手術での確定診断を得る方針とした。

手術：腹腔鏡下で腫瘍を検索すると約 2 cm 大の白色調，やや表面不整な腫瘤を胃体部小弯後壁，膵尾部の間に認めた。胃後壁からは剝離可能であり膵原発と判断。開腹移行し膵体尾部切除術（D2）を施行した。

病理組織：肉眼的には，25×18 mm 大の囊胞状病変であり，内部に乳白色調の変性壊死物質がみられた。組織学的に，囊胞は高度の角化を伴った扁平上皮に覆われており，一部では，脂腺への分化を伴っていた。扁平上皮の周囲には，杯中心を有するリンパ組織を認めた。囊胞はほぼ単房性であるが，一部で小型の囊胞を伴い多房性とみなされる。

術後経過：術後は grade B の膵液瘻をきたすも，ドレナージは良好で改善し，第16病日退院となった。

II．考　察

膵臓のリンパ上皮囊胞は，1985年に Lüchtrath ら[1]によって，側頸部に発生する鰓原性囊胞（branchial cyst）に類似した病変として報告された。1987年には Truong ら[2]によって LEC と命名された，比較的まれな非腫瘍性囊胞性病変である。膵 LEC の発生機序に関しては諸説あり胎生期の鰓溝が膵に迷入したとする説，膵周囲リンパ節に異所性膵組織が迷入し扁平上皮化生を起こしたとする説，閉塞・拡張した膵管の一部が扁平上皮仮生を周囲リンパ節へ突出したとする説，膵管組織由来の真の膵囊胞説などがあるが一定の見解は得られていない[3]。臨床的に，60歳前後の男性に多く発症し，発生部位は膵頭部，体部，尾部いずれにもみられ，形態は多房性が多いとされる[4]。

画像診断では，超音波検査で囊胞内容物により多彩な内部エコーを呈し，CT では囊胞壁や隔壁が造影さ

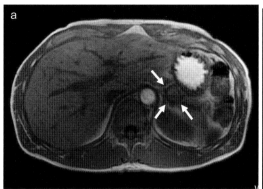
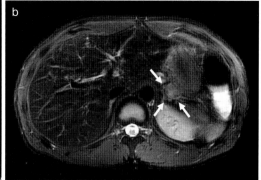

図 4 腹部 MRI 検査
膵尾部と胃に接する径22 mmの腫瘤性病変を認める。境界は薄い脂肪層がみられる。
a：T1 強調画像で低信号を呈する。
b：T2 強調画像で軽度高信号を呈する。

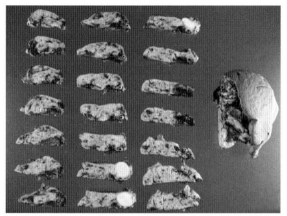

図 5 膵切除標本の肉眼所見
境界明瞭な 25×18 mm 大の囊胞状病変を認め，内部に乳白色調の変性壊死物質がある。

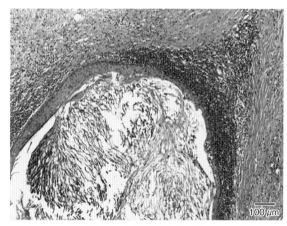

図 6 病理組織学的所見
囊胞は高度の角化を伴った扁平上皮に覆われており，一部では，脂腺への分化を伴っている。扁平上皮の周囲には，杯中心を有するリンパ組織を認める。内腔には壊死物質を認める。

れ，MRI では T1 強調画像では，囊胞内容により多彩な画像を呈するとされる[5]。脂質が多い場合には高信号を呈する。T2 強調画像では高信号を示すことが多いが，内部のケラチン様物質は顆粒状の低信号を呈することもある。また，拡散強調画像では高信号を呈しADC 値は低いことが報告されている[6,7]。自験例では，超音波で内部均一な低エコー病変を認め，CT では胃と膵臓の間に囊胞性病変を認めた。MRI では，T2 強調画像で軽度高信号を呈し，ADC 値の低下も認めており，膵 LEC を疑う所見であった。しかし，膵 LEC には特異的な画像所見がなく，画像所見のみで膵 LEC と診断するのは困難である。

本邦で LEC に対して施行した FDG-PET 症例は，7例報告されている[8〜14]。そのうち 6 例は FDG の集積は認めなかったが，1 例は FDG 集積を認めていた。膵癌に対する PET の感度 85〜100%，特異度 67〜99%と良好な成績が報告[15]されているが，悪性腫瘍だけでなく活動性の炎症部位にも集積することがあり，集積した 1 例でも随伴性膵炎を伴い，さらに腫瘍周囲の膵実質にも比較的強い炎症反応が認められたことが偽陽性の要因と考えられた。以上より，術前に膵悪性腫瘍との鑑別に難渋する症例に対する FDG-PET での FDG 集積の有無は，LEC を含む良性疾患との鑑別に有用である可能性があり，今後の症例集積による検討に期待したい。

膵 LEC では CEA や CA19-9 の血清値の上昇を伴う例が多く，なかでも血清 CA19-9 値は約 60% で上昇が認められると報告されている[4]。本症例では血清 CA19-9 は正常値であったが，EUS-FNA における囊胞内容液の免疫染色で CA19-9 が陽性であった。こうした症例は他でも報告されており[10]，組織発生が膵管上皮の扁平上皮化生であるとすると，囊胞内容液のCA19-9 が高値を示すものと考えられ，膵 LEC の診断

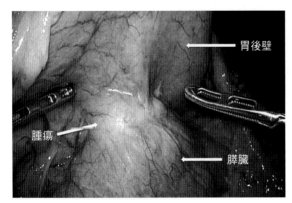

図7 術中所見
膵尾部と胃体部小弯後壁の間に約20 mm大の白色調，やや表面不整な腫瘤を認める。

に重要な役割を果たす。しかし，本邦では膵嚢胞性病変に対するEUS-FNAは腹膜播種などの重大な合併症があり，原則禁忌あるいは慎重に実施しているのが現状であり推奨はされていない[16]。Nasrら[17]の報告では9例の膵嚢胞性腫瘍に対してEUS-FNAを施行し，6例で病理学的診断の結果で手術を回避できたと報告している。こうしたことから，悪性腫瘍との鑑別が困難であり侵襲の大きな手術が必要な場合に限り，慎重に行うべきであろう。本症例では胃GISTが鑑別にあがったことから穿刺による診断を行った。LECは術前診断に難渋することが多く，診断目的にEUS-FNAを行った報告がある。Ahlawat[18]は，LECに対してCTもしくはEUS-FNAを行った16例についてまとめ，穿刺吸引液中の腫瘍マーカー上昇を認め誤解を招く可能性があるが，細胞診で無核の扁平上皮，ケラチン様・無構造なデブリス，板状コレステロール結晶，リンパ組織の所見が得られ診断に有効であったと報告している。自験例を含め，本邦でもEUS-FNAを術前に施行した報告があり，小林ら[14]はケラチン物質を認め，一旦経過観察するも腫瘍マーカーの上昇，腫瘍増大から手術を行った。その他，診断に至らず結果として悪性所見を否定できず手術を施行した報告もある[19,20]。自験例では免疫染色でCA19-9が上昇しており悪性を否定できず手術を施行したが，LECでは重層扁平上皮がCA19-9に染まる報告もあり[4,21,22]，さらに血中CA19-9についても同様，高値を示す症例が多く膵管内圧の上昇に伴う膵管上皮細胞形質膜に存在するCA19-9の過剰な逸脱と血中への逆流が関与していると推測され，良悪性の鑑別に有用であるとはいえない[23]。

悪性腫瘍が否定できずに膵癌に準じた膵頭十二指腸切除術や膵体尾部切除などが選択されている症例が多い。近年では，腹腔鏡下での手術症例も増えている。

自験例では，術前診断がつかず，胃GISTもしくは膵腫瘍を疑い，まず腹腔鏡検査を開始し，膵原発と判断し開腹移行し膵体尾部切除術を施行した。症例によっては，まず核出術により術中迅速診断で確定診断を行い，拡大手術を回避できた症例報告もあり[24]，今後の同様の症例では考慮すべき点である。膵LECは良性疾患であり，診断がつけば経過観察でよいとされるが，血清CA19-9が高値の症例も多く悪性疾患を否定できず，手術が施行されることが多い。今後症例集積に伴う検討で術前診断の向上につながることを期待したい。

参考文献

1) Lüchtrath H, Schriefers KH : A pancreatic cyst with features of a so-called branchiogenic cyst. Pathologe 6 : 217-219, 1985.
2) Truong LD, Rangdaeng S, Jordan PH Jr : Lymphoepithelial cyst of the pancreas. Am J Surg Pathol 11 : 899-903, 1987.
3) Kaiserling E, Seitz KH, Rettenmaier G, et al. : Lymphoepithelial cyst of the pancreas. Clinical, morphological, and immunohistochemical findings. Zentralbl Pathol 137 : 431-438, 1991.
4) 久原浩太郎，塩澤俊一，碓井健文，ほか：膵リンパ上皮嚢胞の1例．日外科系連会誌 40：315-320，2015．
5) 寺田卓郎，三井 毅，天谷 奨，ほか：膵粘液性嚢胞腫瘍との鑑別が困難であった膵リンパ上皮嚢胞の1例．胆と膵 36：287-293，2015．
6) Nakayama T, Yoshimitsu K, Irie H, et al. : Usefulness of the calculated apparent diffusion coefficient value in the differential diagnosis of retroperitoneal masses. J Magn Reson Imaging 20 : 735-742, 2004.
7) Chen S, Ikawa F, Kurisu K, et al. : Quantitative MR evaluation of intracranial epidermoid tumors by fast fluid-attenuated inversion recovery imaging and echo-planar diffusion-weighted imaging. AJNR Am J Neuroradiol 22 : 1089-1096, 2001.
8) 田邊裕貴，菅原敬文，高畑浩之，ほか：膵癌と鑑別が困難であった膵リンパ上皮嚢胞の1例．臨放 58：317-321，2013．
9) 佐々木翔，末吉伸行，山岡優子，ほか：4年2ヵ月の経過で増大した膵リンパ上皮嚢胞の1例．日消誌 111：326-333，2014．
10) 松本祐介，甲斐恭平，山田隆年，ほか：慢性膵炎にみられた膵リンパ上皮嚢胞（Lymphoepithelial cyst）の1例．日臨外会誌 69：1786-1790，2008．
11) 吉福清二郎，岸本浩史，笹原孝太郎，ほか：胃粘膜下腫瘍との鑑別が困難であった膵リンパ上皮性嚢胞の1例．日臨外会誌 70：199-203，2009．
12) 望月聡之，池松禎人，中田祐紀，ほか：膵リンパ上皮嚢胞の2例．日臨外会誌 71：506-511，2010．
13) 和田純平，加島健司，駄阿 勉，ほか：皮脂腺を伴う

膵リンパ上皮嚢胞の1例. 診断病理 **28**：240-243, 2011.

14) 小林佑次, 伊藤清顕, 井上匡央, ほか：EUS-FNA 後に短期間で増大し外科的切除を行った膵 lymphoepithelial cyst の一例. 膵臓 **30**：697-703, 2015.

15) Zimny M, Bares R, Fass J, et al.：Fluorine-18 fluorodeoxyglucose positron emission tomography in the differential diagnosis of pancreatic carcinoma：a report of 106 cases. Eur J Nucl Med **24**：678-682, 1997.

16) 日本消化器内視鏡学会：消化器内視鏡ガイドライン. 第3版. 医学書院, 2006.

17) Nasr J, Sanders M, Fasanella K, et al.：Lymphoepithelial cysts of the pancreas：an EUS case series. Gastrointest Endosc **68**：170-173, 2008.

18) Ahlawat SK：Lymphoepithelial cyst of pancreas. Role of endoscopic ultrasound guided fine needle aspiration. JOP **9**：230-234, 2008.

19) 樋口良太, 渡邊文利, 堀尾嘉昭, ほか：膵リンパ上皮嚢胞の1例. Gastroenterol Endosc **42**：1108-1113, 2000.

20) 橋本雅司, 飯塚敏郎, 松田正道, ほか：腹腔鏡下膵体尾脾切除術を施行した膵 Lymphoepithelial Cyst の1例—Cherry Dissector® による視野展開. 日内視鏡外会誌 **8**：510-514, 2003.

21) 今村治男, 多田修治, 廣田和彦, ほか：3年10ヵ月の経過を追えた膵リンパ上皮性嚢胞の1例. 日消誌 **99**：527-532, 2002.

22) 橋爪健太郎, 西浦三郎, 井久保丹：膵リンパ上皮嚢胞の1例. 日臨外会誌 **66**：2281-2286, 2005.

23) 加茂田泰久, 藤野泰宏, 上田　隆, ほか：術前診断しえた膵 lymphoepithelial cyst の1例. 膵臓 **22**：123-129, 2007.

24) 赤堀浩也, 塩見尚礼, 前平博充, ほか：脂腺成分を伴った膵リンパ上皮嚢胞の2例. 日臨外会誌 **72**：1015-1021, 2011.

＊　　　　＊　　　　＊

胆と膵 36巻臨時増刊特大号

ERCP マスターへのロードマップ（DVD付）

企画：糸井　隆夫

序文：ERCP マスター，マイスター，マエストロ

【処置具の最新情報】
・診療報酬からみた胆膵内視鏡手技と ERCP 関連手技処置具の up-to-date

【基本編】
・主乳頭に対するカニュレーションの基本—スタンダード法，Wire-guided Cannulation 法，膵管ガイドワイヤー法—
・副乳頭へのカニュレーション Cannulation of the Minor Papilla
・内視鏡的乳頭括約筋切開下切石術（Endoscopic Sphincterotomized Lithotomy：EST-L）
・EPBD（＋EST）＋胆管結石除去
・EPLBD（＋EST）＋胆管結石除去
・経乳頭的胆管・膵管生検　細胞診
・膵石除去・膵管ドレナージ
・胆管ドレナージ（良悪性）（ENBD，PS）
・胆管ドレナージ（MS）
・急性胆嚢炎に対する経乳頭的胆嚢ドレナージ

【応用編】
・スコープ挿入困難例に対する対処法
・プレカット
・電子スコープを用いた経口胆道鏡検査
・POCS（SpyGlass）（診断・治療）
・経口膵管鏡（電子スコープ，SpyGlass）
・内視鏡的乳頭切除術
・十二指腸ステンティング（ダブルステンティングも含めて）
・Roux-en-Y 再建術を中心とした，術後腸管再建症例に対するシングルバルーン内視鏡を用いた ERCP
・術後腸管の胆膵疾患に対するダブルバルーン内視鏡治療

【トラブルシューティング編】
・スコープ操作に伴う消化管穿孔
・デバイス操作に伴う後腹膜穿孔—下部胆管の局所解剖も含めて—
・EST 後合併症（出血，穿孔）
・胆管，膵管閉塞困難例（SSR，Rendez-vous 法）
・胆管内迷入ステントの回収法
・胆管メタルステント閉塞（トリミング，抜去）
　—十二指腸ステントとあわせて—
・膵管プラスチックステント迷入に対する内視鏡的回収法
・胆管結石嵌頓
・膵管結石嵌頓
　—膵管結石除去時のバスケット嵌頓に対するトラブルシューティング—

【座談会】
・ERCP マスターへのロードマップをこれまでどう描いてきたか，これからどう描いていくのか？

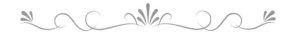

今回の胆と膵臨時増刊特大号のメニューは、
ERCPマスターへのロードマップ（DVD付）
　　　　　　　　　　　　　　でございます。

＊前　菜：処置具の最新情報
＊メインディッシュ：
　基本編、応用編、トラブルシューティング編
　　〜28名のエキスパートによる動画（DVD）解説付〜
＊デザート：
　座談会「ERCPマスターへのロードマップを
　　これまでどう描いてきたか，
　　これからどう描いていくのか？」
〜ページの向こうに広がる ERCP の世界を
　　　　　　　　　　　どうぞご堪能下さい！

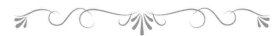

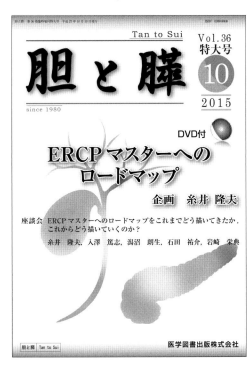

本体 5,000 円＋税

医学図書出版株式会社

◈ **症例** ◈

術前 DIC-CT および術中胆道造影により副交通胆管枝を確認し安全に腹腔鏡下胆囊摘出術を施行した胆囊結石症の 1 例

荒井　啓輔[1,2]・斎藤　正樹[2]・木戸　正浩[1,3]

要約：症例は 69 歳の女性で，胆囊結石症に対する手術目的に当科を紹介受診した。術前 DIC-CT で副交通胆管枝と，左右肝管が低位合流し，右肝管に胆囊管が合流する型の胆道走行異常を認めた。術中胆道造影を行い胆管損傷を回避し，安全に腹腔鏡下胆囊摘出術を施行しえた。術前の詳細な胆道走行の評価と胆道走行異常の型に合わせた術中の対策が重要であると考え，若干の文献的考察を加えて報告する。

Key words：腹腔鏡下胆囊摘出術，術中胆道造影，副交通胆管枝，communicating accessory bile duct

はじめに

　腹腔鏡下胆囊摘出術（laparoscopic cholecystectomy：LC）は広く普及し胆囊結石症に対する標準手術になっている[1]。胆管損傷を避けるため，術前評価および術中の対策が重要であることは広く認識されているが，胆道走行異常はさまざまな名称で報告され混乱が生じている[2]。

　今回われわれは術前 DIC-CT および術中胆道造影により副交通胆管枝（communicating accessory bile duct）を確認し，安全に LC を施行しえた症例を経験したので文献的考察を加え報告する。

I．症　　例

患者：69 歳，女性。

A Communicating Accessory Bile Duct Diagnosed by Preoperative DIC-CT and Intraoperative Cholangiography During Laparoscopic Cholecystectomy：A Case Report

Keisuke Arai et al

1）神戸大学大学院外科学講座肝胆膵外科学分野
　（〒 650-0017 神戸市中央区楠町 7-5-2）
2）みどり病院外科
3）神戸大学大学院外科学講座低侵襲外科学分野

論文採択日　2018 年 3 月 6 日

主訴：なし。

既往歴：47 歳時子宮筋腫手術。64 歳時僧帽弁閉鎖不全症，心房細動に対し僧帽弁形成術，三尖弁輪縫縮術，メイズ手術。66 歳時洞不全症候群に対しペースメーカー植込み術。

現病歴：59 歳時に胆囊結石症を指摘された。無症状で経過したが，69 歳時に手術を希望し当科を紹介受診した。

入院時現症：腹部は平坦軟で圧痛を認めなかった。

血液検査所見：特記すべき異常所見なし。

腹部超音波検査所見：胆囊内に音響陰影を伴う高エコー像を認めた。

排泄性胆道造影 CT（computed tomography with drip infusion cholangiography：DIC-CT）検査所見（図 1）：左右肝管は通常よりも低位で合流し，胆囊管は右肝管に合流していた。また，肝門部に左右の肝管をつなぐ副交通胆管枝が存在し，circuit を形成していた。

　手術所見（図 2，3）：全身麻酔下に，体位を仰臥位とし，4 ポートで手術を開始した。胆囊体部の漿膜切開を行い，Calot 三角を剥離した。Critical view of safety を得たところで，術中胆道造影を行うこととした。胆囊側の胆囊管をクリップし，その近傍の胆囊管を切開して 18 G の CV カテーテルを挿入した。右肝管に合流する胆囊管，低位合流する左右の肝管，および左右の肝管をつなぐ副交通胆管枝を確認した。胆囊管にクリップをかけて切離し，胆囊床からの剥離の後，胆囊を摘出した。摘出した胆囊内にはコレステロール

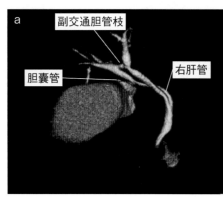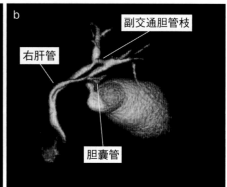

図1 DIC-CT

左右肝管が低位で合流し,肝門部に副交通胆管枝が存在する胆道走行異常を認める。胆囊管は右肝管に合流している。

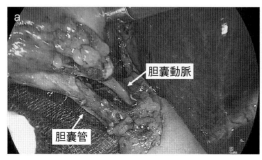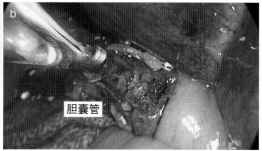

図2 術中所見

a:胆囊壁近くでCalot三角を剝離し,critical view of safetyを確認する。
b:胆囊管より術中胆道造影のためのチューブを挿入し,ハーフクリップにより固定する。

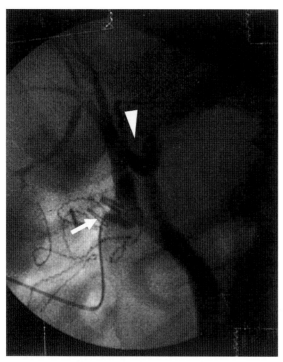

図3 術中胆道造影

右肝管に合流する胆囊管(矢印),低位合流する左右の肝管,および左右の肝管をつなぐ副交通胆管枝(矢頭)が確認される。

結石が1個存在した。

摘出標本病理学的所見:慢性胆囊炎の所見であった。
術後経過:術後経過は良好であった。

II. 考　察

LCにおける胆管損傷は近年減少傾向にあるもののもっとも多い合併症であり[3],後治療に難渋した報告が依然として散見される[4,5]。胆管損傷の危険因子として異所性胆管の存在があげられ[6],なかでも久次ら[7]の副肝管分類I型(後区域枝に胆囊管が合流)やV型(胆囊管に後区域が合流)で胆囊管を誤認し胆管損傷を起こす危険性が高いことが知られており,術前に胆道走行の把握を行うことが重要である[3,8,9]。

自験例では左右肝管が低位で合流し,胆囊管は右肝管に合流しており,肝門部で左右の肝管をつなぐ副交通胆管枝がみられた。胆道走行異常としては,副肝管[9],走行異常胆囊管,低位合流肝管[8],重複総肝管[10,11],重複胆囊管[12]などの報告があるが,副交通胆管枝は比較的まれとされている[2,13,14]。

副交通胆管枝は1972年にGoorら[15]により「一定の

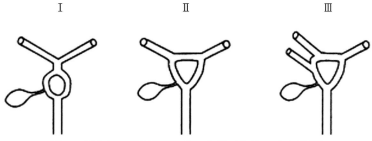

図 4 坂本らの副交通胆管枝の分類（文献 14 より引用）
Circuit に合流する胆管の数による分類がなされた。

肝区域をドレナージしない，胆管と胆管を交通する胆管」として分類された communicating accessory bile duct を二村[16]が訳して紹介したものである。その後，いくつかの分類がなされているが，実際にはどの部分を accessory と判定するか迷う症例が多い。そこで坂本ら[14]により circuit に合流する胆管の数による新分類が提唱され，臨床に則した方法と考えられている（図4）。本症例は circuit に 2 本の胆管が合流しており，Type Ⅱに分類される。Type Ⅱには以前に interhepatic duct として報告された症例[17,18]も含まれると考えられる。花木ら[2]は本邦の胆道破格を詳細に検討しなおし，他の名称で報告された症例のなかに副交通胆管枝と同様の病態を確認できる症例が数多くあり，副交通胆管枝の疾患遭遇頻度は想定されるよりも高い可能性があると指摘している。胆道走行異常の用語の使用には注意が必要であり，副交通胆管枝は周知されるべき胆道走行異常である。

Type Ⅱの副交通胆管枝症例は低位で合流する肝管に胆嚢管が合流しており，本質的には副肝管分類のⅠ型，Ⅴ型と同様に注意して胆嚢管処理を行う必要があると考える。胆管像の術前評価には ERC，DIC-CT，MRCP などがあり，施設ごとに選択されている[3]。当院では可能であれば侵襲の少ない MRCP を選択し，実施不可能な症例や評価不十分な症例においては DIC-CT を選択している。本症例は術前 DIC-CT により正確に胆管走行異常が描出され，術中胆管損傷を回避できたと思われる。

最近の術中胆道造影の意義に対する検討で，手術低難度と思われる症例では術中胆道造影を省略しても術後胆道合併症の増加はなく，手術時間を短縮できる可能性があるとされている[19]一方で，術中胆道造影を施行していない症例の方が胆管損傷のリスクが高いとの報告もある[20]。本症例のように胆道走行異常を認める症例では術中胆道造影は胆管走行の確実な認識に有用であると考える。緊急手術では術前胆道走行評価が不十分になることがあり，高度な炎症を伴う胆嚢炎では術中の胆管走行の把握も困難な状況が考えられる。そのような症例での術中胆道造影は容易でない場合が多いが，必要と思われる症例には普段から積極的に行うべきであると考える。

おわりに

安全に腹腔鏡下胆嚢摘出術を施行しえた副交通胆管枝を伴う症例を経験した。術前の詳細な胆道走行の評価と，胆道走行異常の型に合わせた術中の対策が重要であると考えられた。

参 考 文 献

1) 内視鏡外科手術に関するアンケート調査―第 13 回集計結果報告―腹部外科領域（その 1）．日鏡外会誌 6：658-688，2016．
2) 花木武彦，坂本照尚，渡邊淨司，ほか：腹腔鏡下胆嚢摘出術を施行した副交通胆管枝を有する胆嚢結石症の 1 例．日臨外会誌 75：2293-2299，2014．
3) 倉田昌直，本田五郎，奥田雄紀浩，ほか：腹腔鏡下胆嚢摘出術前の胆道検査による胆道走行異常のスクリーニングの有用性と対処法の検討．胆道 26：663-667，2012．
4) 北村雅也，小根山正貴，高橋保正，ほか：腹腔鏡下胆嚢摘出術中に副肝管を損傷した 1 例．日鏡外会誌 14：111-116，2009．
5) 山田美千代，関戸 仁，上田倫夫，ほか：腹腔鏡下胆嚢摘出術時の胆汁漏を契機に診断された Luschka 管の 1 例．日臨外会誌 67：2679-2682，2006．
6) Strasberg SM：Avoidance of biliary injury during laparoscopic cholecystectomy. J Hepatobiliary Pancreat Surg 9：543-547, 2002．
7) 久次武晴，山本裕士，五十君裕玄：胆石症に伴う胆管の走行異常と奇形例の検討．臨成人病 4：581-586，1974．
8) 川合亮佑，太田俊介，池山 隆，ほか：術前 DIC-CT にて低位合流肝管を伴う肝外胆管走行異常と診断した 2 例．日臨外会誌 78：114-120，2017．
9) 久光和則，谷口健次郎，山本 修，ほか：術前 DIC-

CT で副肝管の存在を診断し安全に腹腔鏡下胆嚢摘出術が施行された1症例. 胆と膵 **36**：609-611, 2015.

10) 神谷　諭, 寺崎正起, 岡本恭和, ほか：重複総肝管類似の胆管走行異型を認めた胆石症の1例. 日臨外会誌 **62**：1269-1273, 2001.

11) 高岡　亮, 久保田佳嗣, 小倉眞美, ほか：重複総肝管類似の稀な肝外胆管形態異常と膵・胆管合流異常を合併した1例. 胆道 **13**：124-128, 1999.

12) 高川　亮, 南　裕太, 渡邊　純, ほか：単孔式腹腔鏡下胆嚢摘出術を施行した重複胆嚢管の1例. 日臨外会誌 **74**：1015-1018, 2013.

13) 亀山眞一郎, 伊志嶺朝成, 蔵下　要, ほか：副交通胆管枝の1例. 日消外会誌 **41**：540-545, 2008.

14) 坂本英至, 長谷川洋, 小松俊一郎, ほか：Communicating accessory bile duct の1例. 日消外会誌 **39**：572-576, 2006.

15) Goor DA, Ebert PA：Anomalies of the biliary tree. Arch Surg **104**：302-309, 1972.

16) Couinaud C：COUINAUD 肝臓の外科解剖. 二村雄次訳, 74-75, 医学書院出版, 1996.

17) Matsushita M, Hajiro K, Takakuwa H, et al.：Interhepatic duct accompanied by cholestasis. Gastrointest Endosc **51**：503-504, 2000.

18) Gibney RG, Nichols DM, Osborne JC, et al.：Interhepatic duct：a new biliary anomaly. Gastrointest Radiol **12**：134-136, 1987.

19) 東原　琢, 清水善明, 横山航也, ほか：手術難易度別にみた術中胆道造影の意義に対する検討. 日外科系連会誌 **38**：776-780, 2013.

20) Giger U, Ouaissi M, Schmitz SH, et al.：Bile duct injury and use of cholangiography during laparoscopic cholecystectomy. Br J Surg **98**：391-396, 2011.

* * *

❖ **症例** ❖

主膵管全体に進展する intraductal papillary mucinous neoplasm に対し膵全摘術を施行した1例

鈴木　優美[1]・関　　　崇[1]・平松　聖史[1]・雨宮　　剛[1]
後藤　秀成[1]・竹内真実子[2]・酒井　　優[3]・新井　利幸[1]

要約：70歳，男性。インスリン自己注射による糖尿病加療中，背部痛と血糖コントロール増悪を認め，腹部超音波検査・腹部造影CT検査・ERP検査より膵頭部から尾部までの主膵管型IPMNと診断した。膵全摘術を施行し，病理学的にも膵管全体に広範に進展するIPMN with low grade dysplasia であった。膵管内に広範に進展するIPMNに対し膵全摘術を施行し良好な経過が得られた1例に対し，診断，術式の選択に関する考察を加え報告する。

Key words：IPMN，IPMA，膵全摘術

緒　　言

　膵管内乳頭粘液性腫瘍（intraductal papillary mucinous neoplasm：IPMN）は緩徐に発育する比較的治療成績のよい疾患群である[1]。IPMNの自然史として癌化し膵管内乳頭粘液性腺癌（intraductal papillary mucinous caricinoma：IPMC）となることが知られている。IPMCは経時的に浸潤性に発育すると通常型膵癌と同様の悪性度を示すようになる。とくに主膵管型IPMNはIPMCとなる頻度が高いとされ，積極的な手術適応とされている[2,3]。ただし，主膵管内に広範に進展することが疑われるIPMNの場合，その進展範囲の検討には慎重さが必要である。今回われわれは，主膵管全体に進展する主膵管型IPMNに対し，膵全摘術を施行し良好な転帰が得られている症例を経験したので報告する。

A Case of Intraductal Papillary Mucinous Neoplasm (Adenoma) of the Pancreas Extending Widely Within the Main Pancreatic Duct Resected by Total Pancreatectomy
Yumi Suzuki et al
1）安城更生病院外科（〒446-8602 安城市安城町東広畔28）
2）同　消化器内科
3）同　病理
論文採択日　2018年3月7日

I．症　　例

　患者：70歳，男性。
　主訴：背部痛，血糖コントロール増悪。
　既往歴：2型糖尿病，慢性心不全，心房細動，高脂血症。
　現病歴：1991年糖尿病を指摘されて薬物療法が開始され，1996年からはインスリン療法が導入された。血糖コントロールが徐々に不良となり，2004年当院で糖尿病教育入院を行い，以後，近医で通院治療中であった。2013年5月に背部痛と血糖コントロール増悪を認め，近医より当院紹介受診となった。
　来院時現症：身長180 cm，体重102 kg，体温36.7℃，血圧116/65 mmHg，脈拍78回/分。
　眼球結膜：貧血・黄疸なし。腹部は平坦・軟で明らかな圧痛を認めなかった。
　来院時血液検査所見（表1）：明らかな炎症反応上昇・肝腎機能異常は認めなかった。空腹時血糖206 mg/dL，HbA1c 8.6％と高値を認めた。$\triangle$CPR 0.2 とインスリン分泌能の低下を認めた。抗GAD抗体の上昇は認めなかった。
　腹部超音波検査（US）所見：最大径14.8 mmの著明な主膵管拡張像を認め，膵鈎部に14 mm大の低エコー域を認めた。
　腹部造影CT検査所見：膵頭部から尾部まで膵全体にわたる著明な主膵管拡張像を認めた。拡張した主膵

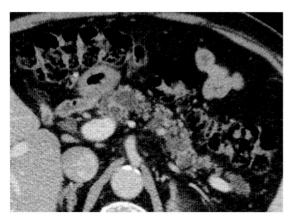

図1 腹部造影CT検査所見
膵頭部から尾部までの著明な主膵管拡張を認め，主膵管内に閉塞をきたすような腫瘍性病変は認めない。

管内に閉塞，狭窄像は認めなかった。膵鉤部に主膵管と連続する多房性囊胞性病変を認めた（図1）。

超音波内視鏡検査（EUS）所見：膵頭部から尾部まで主膵管の数珠状拡張と膵体部の分枝膵管拡張を認めたが，明らかな結節像は認めなかった。

内視鏡的逆行性膵管造影検査（ERP）所見：膵頭部主膵管の数珠状拡張を認めた。主膵管内に粘液が充満し尾側膵管の描出は不良であった（図2）。

体幹部に刺青が入っていたため，MRP検査は施行しなかった。

以上より膵鉤部分枝膵管および主膵管に広範に進展する混合型のIPMNと診断した。術式について検討し，主膵管拡張は膵尾部まで認め，膵管造影，超音波画像上，粘液は主膵管尾側近くまで充満していると考えられ，IPMNの主膵管内の進展は膵頭部から尾部まで連続していると診断した。糖尿病に関しては，すでにインスリン依存性となっていたので膵機能はすでに低下しており，膵全摘術を行っても耐糖能の急激な悪化は少ないと考えられた。耐糖能悪化のリスクと，膵囊胞性病変の根治性とのバランスを考慮したうえで膵全摘術を施行した。

手術所見：膵前面全体に囊胞性変化を認めた。悪性を疑うような硬い腫瘤を触知しなかった。術前精査の結果，膵管拡張のみで膵実質に結節性病変を認めなかったこと・術中所見で膵に明らかに癌を疑う結節を触知しなかったことから浸潤性膵管癌は否定的と判断，脾動脈沿いのリンパ節郭清は行わなかった。脾臓の免疫能を考慮し，脾動静脈，脾臓を温存し，亜全胃温存膵全摘術を施行した。

摘出標本病理学的所見：切除固定標本のマクロ像では，膵頭部から膵尾部にかけての主膵管に広範な膵管拡張を認め，膵体尾部では分枝膵管の拡張を認めた。

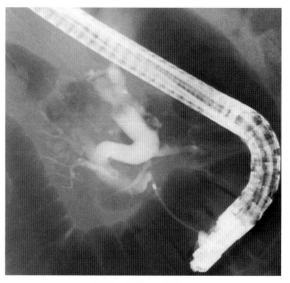

図2 ERP検査所見
膵頭部の主膵管数珠状拡張を認める。分泌液により尾側膵管の造影は不良であった。

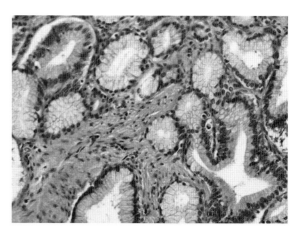

図3 主膵管割面のHE染色
×200。ほぼ膵の全体にわたり胃腺窩上皮に類似した粘液を含有する淡明な胞体を有する腫瘍細胞が乳頭状構造を形成して増殖する像からなっている。明らかな上皮内癌とする異型は認められず，IPMN, with low-grade dysplasiaと診断した。

ミクロ像では，ほぼ主膵管全体にわたり胃腺窩上皮に類似した粘液を含有する淡明な胞体を有する腫瘍細胞が乳頭状構造を形成して増殖する像からなり腺腫の像であった（図3）。上皮内癌とする細胞異型は認めなかった。病理組織学的マッピングの結果から，膵全体にわたるintraductal papillary-mucinous neoplasm with low grade dysplasiaと診断した（図4）。

術後経過：経過良好で術後第17病日軽快退院となった。患者本人の食事摂取の嗜好による血糖コントロールの悪化を認め，術後HbA1c 9.6％に一時的に増悪したが，インスリン量の調節と糖尿病教育で改善が得ら

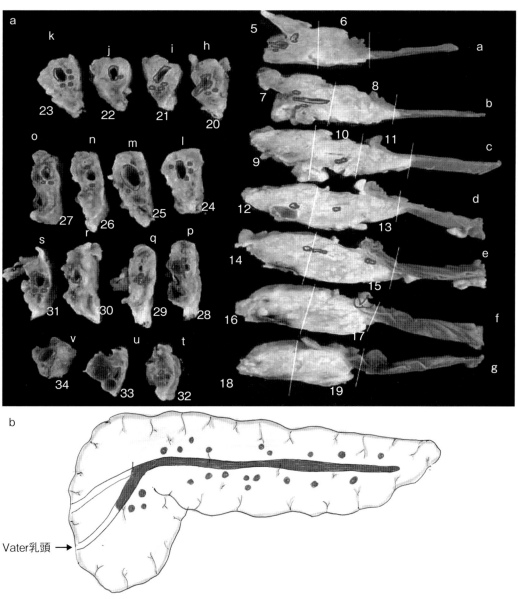

図 4 病理組織学的マッピング結果
aは病理組織標本割面像での，bは模式図での図示。
膵頭部から膵尾部にかけての主膵管にほぼ連続性に腫瘍を認め，体尾部では分枝膵管にも腫瘍を認める。

れた。また，脂質吸収障害による脂肪便のため膵酵素剤を内服しているが，本人のADLは良好であり，現在近医通院中である。

II．考　察

IPMN/MCN国際診療ガイドライン2012年版によると，IPMNは画像診断または組織学的に主膵管型，分枝型および混合型に分類され，主膵管型は6mm以上の部分的あるいはびまん性の主膵管拡張が他に原因がなくてみられるものをいう。そのうち10mm以上の主膵管拡張を認めるものをhigh-risk stigmataとよんでいる[3]。

この型分類の各型の悪性例の頻度は報告によって異なり，組織学的な型分類と画像診断的な型分類との相関は約70％しかないと報告されている[4,5]。主膵管拡張は粘液貯留，蛋白栓，限局性膵炎などさまざまな原因によっても生じる一方，組織学的なIPMNの進展は拡張を示さない主膵管でもみられることがあるとされる[6]。

また，同ガイドラインによると，主膵管型IPMNの悪性頻度は平均61.6％（36～100％）で，浸潤癌は43.1％（11～81％）であり，この高い悪性度，浸潤癌の頻度と低い5年生存率（31～54％）を考慮すると，手術可能な主膵管型症例では全例に切除がすすめられるとされ

ている[3]。

全国多施設調査による IPMN の本邦報告（1992～2001 年，1,387 例；手術例 1,024 例，非手術例 363 例）によれば，好発年齢は壮年～後年（平均 67±9 歳，27～95 歳）で，性別は男性 919 例（66％），女性 460 例（34％）であり，本症例はその傾向に合致したものであったが，好発部位に関しては膵頭部 558 例（57.4％），膵体部 220 例（21.4％），膵尾部 85 例（8.3％），多発 83 例（8.1％），膵全体 30 例（2.9％）であり[7]，本症例のように膵全体にわたる IPMN は比較的まれである。

小森ら[1]も論じているように，膵全体を占める IPMN に対する膵全摘術の手術適応に関しては議論のあるところである。膵全摘を行った場合患者には生涯膵酵素内服，インスリン注射が必要となること，頻回の下痢症状が起こるなど患者の quality of life の低下も懸念されることに加え，先述の通り画像所見と組織学的所見に乖離がみられる可能性もあることから，本症例においてもまずは膵頭十二指腸切除を行い，腫瘍が断端陽性の場合に追加切除を行うことも検討した。しかし，本症例の場合国際診療ガイドライン[3]に基づくと 10 mm を超える high-risk stigmata の主膵管拡張が膵全体に認められており，膵頭十二指腸切除を行っても腫瘍が残存する可能性が高いと考えられたこと，患者はすでにインスリン依存性であったことからも耐糖能はすでに悪化しており，尾側膵を少量残すメリットが大きくないことをふまえ膵全摘術を選択した。病理組織学的診断は，膵頭部から尾部まで主膵管広範に進展する IPMN with low grade dysplasia であった。

IPMN は IPMC の前癌病変であること，非浸潤性 IPMC は IPMN with low grade dysplasia との鑑別が困難であることをふまえると本症例における膵全摘術は妥当であったと考えられる。本症例では，術前画像，術中所見から浸潤性膵管癌は否定的であったので，脾動脈沿いのリンパ節郭清は省略し，脾動静脈・脾臓を温存した。また，本症例のように IPMN with low grade dysplasia の段階での手術であれば，膵全摘術によって根治が期待できるが，IPMC になるとその自然史として隣接する膵管への浸潤をきたすようになり浸潤性膵管癌と同様根治性が低下しうる。また IPMN が周囲臓器への浸潤・穿破をきたしたという報告[8]などもあり，本症例の手術のタイミングも妥当であったと思われる。ただし，多くの IPMN は slow growing であること[9,10]，IPMN の患者の多くは高齢者であることなどを考慮すると，主膵管に広範に進展する IPMN に対し全例膵全摘術を施行することは慎むべきであり，その適応は患者背景や術前の ADL，既往症などを総合的に判断して慎重に検討しなければならない。

結　語

まれな膵全体に及ぶ IPMN with low grade dysplasia に対し膵全摘術を施行し良好な転帰を得ている症例を経験した。IPMN に対する膵全摘術の適応については議論があり，患者背景などを総合的に判断して慎重に検討する必要がある。

参考文献

1) 小森淳二，新蔵信彦，光吉　昭，ほか：術式選択に苦慮した IPMT の 1 例．膵臓 **23**：519-524，2008.
2) Yamaguchi K, Sugitani A, Chijiwra K, et al.：Intraductal papillary-mucinous tumor of the pancreas：assessing the grade of malignancy from natural history. Am Surg **67**：400-406, 2001.
3) 国際膵臓学会ワーキンググループ：IPMN/MCN 国際診療ガイドライン 2012 年版［日本語版・解説］，第 1 版，田中雅夫編集，4-14，医学書院，2012.
4) Waters JA, Schmidt CM, Pinchot JW, et al.：CT vs MRCP：optimal classification of IPMN type and extent. J Gastrointest Surg **12**：101-109, 2008.
5) Baiocchi GL, Portolani N, Missale G, et al.：Intraductal papillary mucinous neoplasm of the pancreas（IPMN）：clinico-pathological correlations and surgical indications. World J Surg Oncol **8**：25-31, 2010.
6) Fernandez-del Castllio C：Intraductal papillary mucinous neoplasms of the pancreas：a plea for prospective differentiation between main-duct and side-branch tumors. Ann Surg Oncol **12**：98-99, 2008.
7) 鈴木　裕，杉山政則，阿部展次，ほか：【膵管内乳頭粘液性腫瘍（IPMN）】IPMN 全国調査．臨消内科 **24**：1253-1260，2009.
8) 古角祐司郎，金本秀行，杉浦禎一，ほか：胃・十二指腸・結腸に穿破し膵全摘・胃全摘・結腸切除を施行した膵管内乳頭粘液性腺癌の 1 例．日消外会誌 **45**：419-426，2012.
9) Rickaert F, Cremer M, Deviere J, et al.：Intraductal mucin-hypersecreting neoplasms of the pancreas. A clinicopathologic study of eight patients. Gastroenterology **101**：512-519, 1991.
10) Morotoshi T, Kanda M, Asanuma K, et al.：Intraductal papillary neoplasms of the pancreas. A clinicopathologic study of six patients. Cancer **64**：1329-1335, 1989.

*　　*　　*

◈ 症例 ◈

膵管不完全癒合の腹側膵管尾側端に発生したintraductal papillary-mucinous carcinoma（IPMC）の1例

佐藤　辰宣[1]・川口　真矢[1]・金本　秀行[2]・鈴木　　誠[3]

要約：57歳の男性。アミラーゼ高値を指摘され当科に紹介された。造影CTでは膵頭部にはまだらな造影効果不良域を認めたが，腫瘤としては指摘できなかった。MRIで膵頭部に10 mm大のT1 low，T2 high，DWI highの結節が指摘可能であったが膵管内病変の判断は困難であった。EUSでは膵頭部の膵管内に15 mm大の低エコー腫瘤を認めた。ERCPを施行したところ主乳頭の開大および粘液の排出を認めた。背側膵管の下頭枝が迂回し腹側膵管の下頭枝と癒合していた。腹側膵管の尾側端は拡張し，内部に10 mm大の陰影欠損を認めた。以上より，膵管不完全癒合の腹側膵管尾側端に発生したIPMNと診断し，膵頭十二指腸切除術を施行した。術後病理組織検査では膵頭部の膵管拡張とその内腔に充満する15 mm大の腫瘤を認めた。組織学的に腫瘤は粘液を有する高円柱上皮の乳頭状増殖巣からなり，構造異型を認めたが。間質浸潤は認めなかった。腹側膵管尾側端に発生したnoninvasive IPMCと最終診断した。

Key words：膵管癒合不全，膵管不完全癒合，IPMN，IPMC，

はじめに

膵管癒合不全は腹側膵管と背側膵管の癒合が不十分な場合に認められ，完全に交通がない膵管非癒合（complete pancreas divisum）と一部に交通を認める膵管不完全癒合（incomplete pancreas divisum）に分類される。今回，われわれは術後標本造影により対比できた膵管不完全癒合に発生したIPMCの1例を経験したため，文献的考察を加え報告する。

I. 症　　例

患者：57歳　男性。

Intraductal Papillary-mucinous Carcinoma in a Patient with Incomplete Pancreas Divisum
Tatsunori Satoh et al
1）静岡県立総合病院肝胆膵内科（〒420-8527 静岡市葵区北安東4丁目27-1）
2）同　肝胆膵外科
3）同　病理診断科
論文採択日　2018年3月12日

主訴：なし（健診でのアミラーゼ高値）。
既往歴：高脂血症。
家族歴：父親に大腸癌。
現病歴：会社の健康診断でアミラーゼ高値を指摘され，精査目的に当科紹介受診となった。
初診時現症：身長163 cm，体重62.3 kg，腹部は平坦・軟で圧痛はなく，腫瘤も触知しなかった。
血液生化学検査所見：P-AMY 192 U/lおよびリパーゼ908 U/lと膵酵素の上昇および，CA19-9 63 U/mlと腫瘍マーカーの上昇を認めた。その他の血液検査所見では特記すべき異常所見は認めなかった。
腹部造影CT検査：膵頭部にまだらな造影効果不良域を認めたが，腫瘤としては指摘できなかった（図1）。
単純MRI検査：膵頭部に10 mm大のT1 low，T2 high，DWI highと見える結節の存在が指摘されたが膵管内病変であるかどうかは判断困難であった（図2）。
FDG-PET検査：MRIで指摘された膵頭部の結節部位に一致しFDGの集積を認めた。
超音波内視鏡検査：膵頭部に15 mm大の低エコー腫瘤を認め（図3），膵管内病変が膵実質に浸潤している所見と診断した。
ERCP：主乳頭は開大し粘液の排出を認めた（図4a）。腹側膵管は下頭枝で背側膵管近位側と癒合して

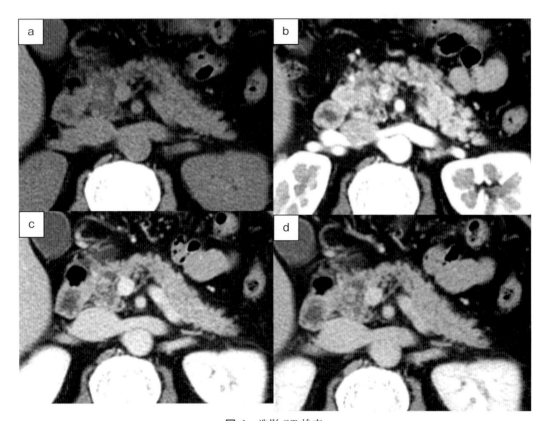

図1 造影CT検査
a（単純CT），b（動脈相），c（門脈相），d（平衡相）と膵頭部にはまだらな造影効果不良域を認めるが，腫瘍としては指摘できない。

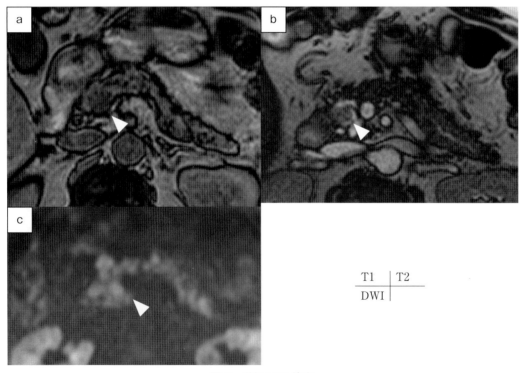

図2 単純MRI検査
膵頭部に10 mm大のT1強調像（a）でlow intensity，T2強調像（b）でhigh intensityと見える結節の存在が指摘できる（矢頭）。同部はDWIで高信号を呈す（c）。しかし，膵管内病変であるかどうかは判断困難である。

いた（図4b, c）。腹側膵管尾側端は拡張し，内部に10 mm大の陰影欠損を認めた。背側膵管遠位側の膵管径は4 mmであった。

臨床経過：以上より膵管不完全癒合の腹側膵管尾側端に発生したIPMNと診断し，膵頭十二指腸切除術を施行した。

術後標本造影：腹側膵管は盲端となり，下頭枝が背側膵管近位側と癒合していた。盲端となっている腹側膵管は拡張し内部に10 mm大の陰影欠損部を認めた（図5）。

病理組織学的所見：膵頭部の膵管拡張とその内腔に充満する15×10×13 mm大の腫瘤および粘液を認めた。組織学的に腫瘤は粘液を有する高円柱上皮の乳頭状増殖巣からなり，構造異型を認めたが，間質浸潤は認めなかった（図6, 7）。IPMC, noninvasive, pTis, pN0, sM0, Stage 0 と診断した。

術後経過：12ヵ月間，無再発生存中である。

II. 考　察

膵臓は発生の過程で腹側膵原基と背側膵原基が癒合する。主膵管は腹側膵原基の主導管と，その上行枝と癒合した部位より上流の背側膵原基の主導管により形成され，十二指腸主乳頭に開口し膵液の主流出路となる。背側膵原基の主導管の近位側は副膵管となり副乳頭から十二指腸に開口するが，副膵管は発生過程において退行する例が多い[1~3]。

腹側膵管と背側膵管の癒合が何らかの原因で不十分な場合に，膵管癒合不全が生じる。膵管癒合不全には，膵管非癒合（complete pancreas divisum）と膵管不完全癒合（incomplete pancreas divisum）がある[4]。

膵管非癒合は，両膵管の癒合が全く行われない形成

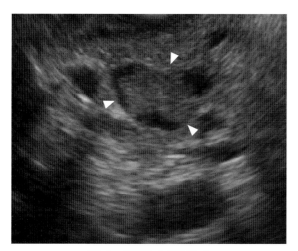

図3　超音波内視鏡検査
膵頭部に膵管内病変を疑う15 mm大の低エコー腫瘤を認める。

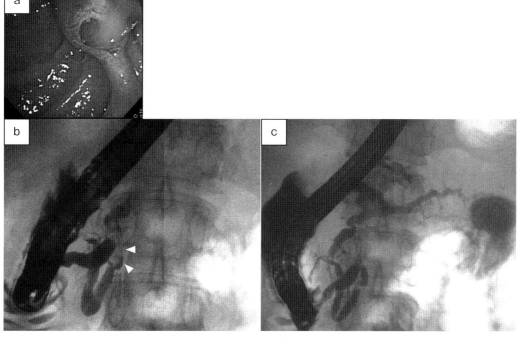

図4　ERCP検査
a：主乳頭は開大し粘液の流出を認める。
b，c：主乳頭から造影すると腹側膵管は途絶し，下頭枝で背側膵管近位側と癒合している。腹側膵管尾側端は拡張し，内部に10 mm大の陰影欠損を認める。

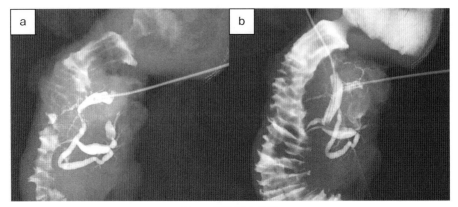

図 5 術後標本造影
背側膵管断端から造影すると，背側膵管と分枝膵管癒合を介し腹側膵管が造影され主乳頭から排泄された（a）。造影剤を圧入すると拡張した背側膵管尾側端が造影され内部に陰影欠損を認める（b）。

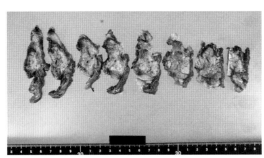 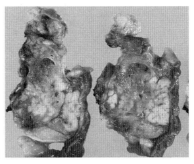

図 6 切除標本肉眼所見
膵頭部の膵管拡張とその内腔に充満する 15×10×13 mm 大の腫瘍および粘液を認める。

異常で，癒合過程において腹側-背側方向にずれが生じるか，腹側膵の低形成などにより生じる[5]。膵管不完全癒合は，本来は癒合しない分枝膵管により両膵管系が交通を持った場合に生じる例（膵管分枝癒合）が多く，神澤ら[4,6]は膵管不完全癒合を膵管分枝癒合の概念から，腹側膵管の上行枝の末端と背側膵管が癒合する 1 型，背側膵管の下頭枝と腹側膵管の下頭枝が癒合する 2 型，背側膵管の下頭枝と腹側膵管とが癒合する 3 型に分類してきた。

本症例は ERP および術後標本造影より腹側膵管の下頭枝が背側膵管の下頭枝と合流することが確認でき 2 型の分枝癒合と診断される。

膵管癒合不全に膵悪性腫瘍が合併する頻度は欧米では 1.6%～12.0% と報告されている[7-9]。中村らは本邦での膵管癒合不全と膵癌が合併した 36 症例をまとめており，膵管癒合不全症例では背側膵に膵癌ができる可能性について考察している[10]。一方，金子[11]らや柴原ら[12]は膵管癒合不全と IPMC の合併例を報告しているが，膵管分枝癒合の腹側膵管の尾側盲端に発生した IPMC の報告は認めなかった。

本症例は膵管分枝癒合の 2 型を背景膵とし，本来背側膵管と合流すべきであった腹側膵管の盲端に IPMN が発生し，IPMC に進展したと考えられる（図8）。この IPMC が発生した膵管は本来なら主膵管の走行位置に一致する。さらに病理学的にも拡張した膵管周囲に弾性繊維を確認しており主膵管に矛盾しないと判断される[13]が（図7d），主膵管とは機能的側面から使用される用語であり，形成異常を合併した本症例では IPMN の発生部位は分枝膵管の範疇に属する可能性がある。膵管形成異常例では主膵管や分枝膵管の定義などが一定しておらず，膵管形成異常の IPMN 症例も報告が少ないため詳しく議論されていない。特に本症例のように腹側膵管領域に IPMN がある場合，分枝癒合/癒合不全においては背側膵管の拡張所見などが目立たない可能性があるため，従来通りの IPMN の分類を当てはめるべきか，手術適応をどうすべきかなど検討が必要である。

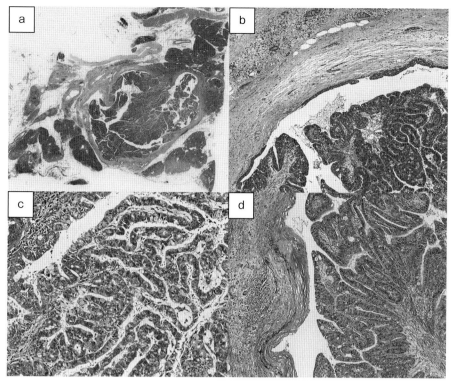

図 7 病理組織像
a〜c：組織学的に腫瘍は粘液を有する高円柱上皮の乳頭状増殖巣からなり，構造異型を認めるが，あきらかな間質浸潤は認めない。
d：弾性繊維染色を行うと拡張した膵管周囲に比較的豊富な弾性繊維を認める。

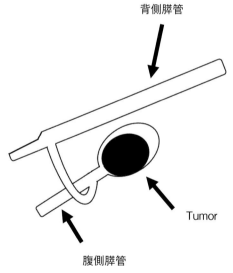

図 8 本症例のシェーマ
膵管不完全癒合2型の盲端となっている腹側膵管にIPMCが発生したと考えられる。

謝辞：本症例の病理考察にあたり貴重なご意見を賜りました東北大学大学院医学系研究科病理形態学分野の古川 徹教授に深謝いたします。

参考文献

1) Adda G Hannoun L, Lpygue J：Development of the human pancreas：variations and pathology. A tentative classification. Anat Clin **5**：275-283, 1984.
2) Skandalakis LJ, Rowe JSJr, Gray SW, et al.：Surgical embryology and anatomy of the pancreas. Surg Clin North Am **73**：661-697, 1993.
3) Kamisawa T, Koike M, Okamoto A：Embryology of the pancreatic duct system. Digestion **60**：161-165, 1999.
4) 神澤輝実，倉田正直：十二指腸主乳頭と副乳頭．膵管癒合不全，神澤輝実編集, 118-134, アークメディア, 2009.
5) Kamisawa T, Egawa N, Tu Y, et al.：Pancreatographic investigation of embryology of complete and incomplete pancreas divisum. Pancreas **34**：96-102, 2007.
6) 神澤輝実，田畑拓久，来間佐和子，ほか：【膵炎大全〜もう膵炎なんて怖くない〜】膵の発生と器形 膵の発生と形成異常 膵管癒合不全を中心に．胆と膵 **35**：973-974, 2014.
7) Rösch W, Koch H, Schaffner O, et al.：The clinical significance of the pancreas divisum. Gastrointest Endosc **22**：206-207, 1976.
8) Cotton PB：Congenital anomaly of pancreas divisum

as cause of obstructive pain and pancreatitis. Gut **21**：105-114, 1980.

9) Gregg JA：Pancreas divisum：its association with pancreatitis. Am J Surg **134**：539-543, 1977.

10) 中村光彦, 炭山嘉伸, 柁原宏久, ほか：Pancreas divisum の背側膵に発生した膵体尾部癌の 1 例. 日臨外会誌 **63**：1793-1798, 2002.

11) 金子雅直, 大畠昭彦, 丸山保彦, ほか：膵管癒合不全に発生した膵管内乳頭粘液性腺癌（IPMC）の 1 症例. 肝胆膵治療研誌 **12**：42-48, 2014.

12) 柴原弘明, 新井利幸, 坪井俊二, ほか：膵管癒合異常を合併した膵管内乳頭粘液性腫瘍（intraductal papillary-mucinous neoplasm：IPMN）の 1 例. 胆と膵 **29**：175-180, 2008.

13) Suda K, Nobukawa B, Yamasaki S, et al.：Invasive ductal adenocarcinoma of the pancreas may originate from the larger pancreatic duct：a study of 13 tumors less than 2 cm in diameter. J Hepatobiliary Pancreat Surg **14**：283-288, 2007.

* * *

胆と膵 35巻臨時増刊特大号

医学図書出版ホームページでも販売中
http:www.igakutosho.co.jp

膵炎大全
～もう膵炎なんて怖くない～
企画：伊藤 鉄英

巻頭言

I. 膵の発生と奇形
- 膵臓の発生と腹側・背側膵
- 膵の発生と形成異常―膵管癒合不全を中心に―
- 膵・胆管合流異常
- 先天性膵形成不全および後天性膵体尾部脂肪置換
- コラム①：異所性膵
- コラム②：膵動静脈奇形

II. 膵炎の概念と分類
- 急性膵炎発症のメカニズム
- 膵炎の疫学―全国調査より―
- 急性膵炎の診断基準、重症度判定、初期診療の留意点～Pancreatitis bundles～
- 急性膵炎の重症化機序
- 慢性膵炎臨床診断基準および早期慢性膵炎の概念
- 慢性膵炎に伴う線維化機構

III. 膵炎の診断
- 膵炎診断のための問診・理学的所見の取り方
- 膵炎診断のための生化学検査
- 急性膵炎／慢性膵炎診断のための画像診断の進め方
- 膵炎における膵内分泌機能検査
- 膵炎における膵外分泌機能検査

IV. 膵炎の治療
- 急性膵炎に対する薬物療法
- 慢性膵炎の病態に応じた薬物治療と臨床的位置づけ
- 膵炎に対する手術適応と手技
- 重症急性膵炎に対する特殊治療―膵局所動注療法とCHDF
- 膵炎に対する内視鏡治療―経乳頭インターベンションからネクロゼクトミーまで
- 膵炎に対する生活指導および栄養療法
- 膵性糖尿病の病態と治療
- 膵石を伴う膵炎に対するESWL

V. 膵炎各論
- アルコール性膵炎
- 胆石性急性膵炎
- 遺伝性膵炎・家族性膵炎
- 薬剤性膵炎
- 高脂血症に伴う膵炎
- ERCP後膵炎
- 肝移植と急性膵炎
- ウイルス性急性膵炎
- 術後膵炎
- 高カルシウム血症に伴う膵炎
- 虚血性膵炎
- Groove膵炎
- 腫瘤形成性膵炎
- 腹部外傷による膵損傷（膵炎）
- 妊娠に関わる膵炎
- 膵腫瘍による閉塞性膵炎：急性膵炎は小膵癌や悪性膵管内乳頭粘液性腫瘍の診断契機か？
- 自己免疫性膵炎
- 炎症性腸疾患に伴う膵炎
- コラム③：膵性胸水・腹水
- コラム④：Hemosuccus pancreaticus
- コラム⑤：嚢胞性線維症に伴う膵障害

膵臓の発生から解剖、先天性異常から膵炎の概念、分類、様々な成因で惹起される膵炎のすべてを網羅した1冊！
これを読めば「もう膵炎なんて怖くない！」

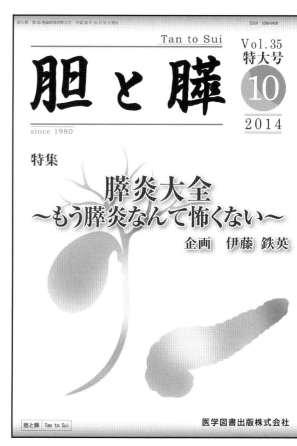

定価（本体 5,000円＋税）

編集後記

　プレシジョン・メディスン（Precision Medicine）はオバマ前米国大統領が2015年の一般教書演説で，「プレシジョン・メディスンイニシアチブ」を提案したことから，広く知られるようになった。がんの発生する臓器や組織，また個人間レベルでも遺伝子異常は大きく異なっており，それらの情報に基づいた治療法を選択する，いわゆる「個別化がん医療」の時代が来ている。高速シークエンサーによるがんゲノム解読研究によって，がんにおけるドライバー遺伝子が大量に，また今までにないスピードで解析できるようになってきた。すでに乳癌や肺癌あるいは大腸癌などの固形がんでもゲノム異常により層別化し，その情報をもとに対応する抗癌剤（主に分子標的薬）を選択する治療が一般臨床にも取り入れられ，ガイドライン化されている。しかし，胆道癌，膵癌ではいまだがんの遺伝子異常に基づいた分子標的治療は行われていない。従来の研究では，胆道癌，膵癌における高頻度なドライバー遺伝子は少数とされているのがその背景にあると思われる。

　最近，厚生労働省は本邦でのがんゲノム医療を推進するため，「がんゲノム医療中核拠点病院」として11施設を選定した。また，パネル検査も先進医療として承認をめざしており，全国的な「がんゲノム医療」体制が固まりつつある。欧米に比べて遅れているとされるゲノム医療を挽回するための，国指導の体制づくりといえる。難治である胆道癌，膵癌がゲノム医療の推進で，新しい診断・治療法の突破口が開けるかどうかというところである。

　最近のサイエンス誌で，外科手術切除可能ながん患者をリキッドバイオプシーで検索したところ，約70％において遺伝子異常の検出が可能であったと報告している。その中で，膵癌でも70％程度が検出されたとしており，今後の検討が待たれるところである。また，米国FDAは遺伝性乳がん・卵巣がん遺伝子（BRCA1/BRCA2）の特定の変異の，消費者直結型（Direct-to-Consumer：DTC）遺伝子検査を承認したと発表した。DTC遺伝子検査とは医療者の関与なしに，消費者に遺伝子検査を販売する手段である。すなわち検査を受けたい人が直接会社に試料を送り，遺伝子検査を受ける方法である。DTC遺伝子検査にはいまだ多くの問題があるが，FDAが限定された遺伝子変異とは言えコマーシャルベースでの遺伝子検査にお墨付きを与えたことは意味がある。時代はまさに「がんゲノム医療・プレシジョン・メディス」である。

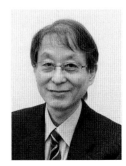

山口　武人

● 広告掲載主一覧（五十音順）

アステラス製薬㈱……中付	ゼオンメディカル㈱……目次下	富士フィルムメディカル㈱……表3
アストラゼネカ㈱……中付	㈱ツムラ……中付	マイランEPD㈲……表2
寿製薬㈱……目次裏	日本メジフィジックス㈱……中付	㈱ヤクルト本社……中付

編集委員長	田中　雅夫	
編集委員	乾　和郎・宮崎　勝・福嶋　敬宜・村上　康二・伊佐山浩通・糸井　隆夫・古瀬　純司	
	山口　武人・高折　恭一・伊藤　鉄英・遠藤　格・神澤　輝実・杉山　政則・海野　倫明	
	山上　裕機・清水　京子	
編集顧問	中村　耕三・細田　四郎・竹内　正・斎藤　洋一・鈴木　範美・中澤　三郎・藤田　力也	
	川原田嘉文・高崎　健・税所　宏光・大井　至・野田　愛司・渡辺伸一郎・有山　襄	
	跡見　裕・武田　和憲・安田　秀喜・高田　忠敬・竜　崇正・安藤　久實・白鳥　敬子	
	渡邊　五朗・天野　穂高	

胆と膵　　© 2018

平成30年4月　Vol.39／No.4
（毎月1回15日発行）

定価（本体 2,900円＋税）
臨時増刊特大号　定価（本体 5,000円＋税）
年間購読料（本体 39,800円＋税）
（年間13冊分）
ISBN 978-4-86517-265-2　C3047

発　行　日　平成30年4月15日
編集責任者　田中雅夫
発　行　者　鈴木文治
発　行　所　〒113-0033 東京都文京区本郷2-29-8　大田ビル
医学図書出版株式会社
電話（03）3811-8210（代）　　FAX（03）3811-8236
E-mail：tantosui@igakutosho.co.jp
振替口座　00130-6-132204

・広告掲載のお申込みについては，出入りの代理店にお申付け下さい。
・Published by IGAKU TOSHO SHUPPAN Co. Ltd. 2-29-8 Ohta Bldg. Hongo Bunkyo-ku, Tokyo © 2018, Printed in Japan.
・本誌に掲載された著作物の複写・転載およびデータベースへの取り込みおよび送信に関する許諾権は医学図書出版株式会社が保有しています。
・JCOPY〈（社）出版者著作権管理機構　委託出版物〉
・本誌の無断複写は著作権法上での例外を除き禁じられています。複写される場合は，その都度事前に（社）出版者著作権管理機構（電話 03-3513-6969, e-mail：info@jcopy.or.jp）の許諾を得てください。

胆と膵

次号予告
Vol.39 No.5
（2018年5月15日発売予定）

特集 胆道・膵疾患術後の晩期障害
（企画：遠藤　格）

胆道再建部狭窄・胆管炎・肝内結石—経口（内視鏡的）アプローチ……………窪田　賢輔

胆道再建部狭窄・胆管炎・肝内結石—経皮アプローチ…………………………乾　　和郎

胆道再建部狭窄・胆管炎・肝内結石—外科的アプローチ………………………樋口　亮太

遺残胆嚢・胆嚢管結石・胆嚢管断端神経腫 ……………………………………本田　五郎

門脈狭窄による静脈瘤—外科的アプローチ（Rex-shunt）……………………海道　利実

門脈狭窄による静脈瘤の成人例—経皮的アプローチ（BRTO，バルーン拡張術）……梛野　正人

門脈狭窄による静脈瘤の小児例—経皮的アプローチ（BRTO，バルーン拡張術）……笠原　群生

左側門脈圧亢進症………………………………………………………………齋浦　明夫

PD術後の脂肪肝 ………………………………………………………………伊佐地秀司

糖尿病および膵性下痢…………………………………………………………大塚　将之

OPSI（overwhelming postsplenectomy infection）……………………………橋本　直樹

分流術後新生癌…………………………………………………………………大塚　英郎

膵消化管吻合部狭窄……………………………………………………………糸井　隆夫

膵全摘後栄養障害………………………………………………………………松本　逸平

先天性胆道拡張症術後のAYA世代の管理 …………………………………田口　智章

葛西手術後の長期管理（移植を含めて）……………………………………仁尾　正記

慢性膵炎に対するFrey手術後の再燃・発癌…………………………………江川　新一

◆ **今後の特集予定** ◆

Vol.39 No.6　　胆膵疾患と性差医学（企画：神澤　輝実）

Vol.39 No.7　　RO切除を目指した胆管癌の術前・術中・術後における診断・治療の工夫
　　　　　　　　（企画：宮崎　　勝）

胆と膵 バックナンバーのご案内

バックナンバーを御希望の際は，最寄りの医書店もしくは弊社営業部へご注文下さい。

●お申し込み

医学図書出版株式会社

〒113-0033

東京都文京区本郷 2-29-8　大田ビル

TEL：03-3811-8210

E-mail：info@igakutosho.co.jp（営業部）

URL：http://www.igakutosho.co.jp/

※掲載以前のものをお探しの場合は直接お問い合わせ下さい。

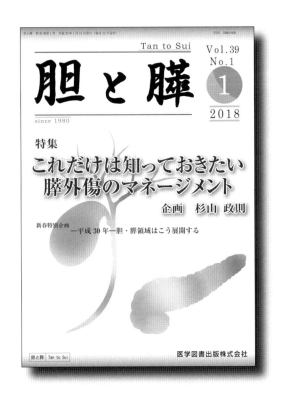

Vol.39 No.3　2018年3月号

特集：胆嚢癌―術前診断に応じた治療を再考する―

企画：海野　倫明

はじめに―術前診断に応じた胆嚢癌治療―	海野　倫明ほか
胆嚢癌の疫学	松山　隆生ほか
胆嚢癌のリスクファクター	神澤　輝実ほか
胆嚢癌の病理形態学的特徴と画像診断	清野　浩子ほか
胆嚢癌の鑑別診断と深達度診断―超音波検査―	岡庭　信司ほか
胆嚢癌の鑑別診断と進展度診断―超音波内視鏡―	菅野　敦ほか
胆嚢癌の鑑別診断と進展度診断―CT―	松原　崇史ほか
MRIによる胆嚢癌の鑑別診断と進展度診断	浦川　博史ほか
胆嚢癌の鑑別診断と深達度診断―PET診断―	岩渕　雄ほか
胆嚢癌の術前診断に応じた治療方針―T1胆嚢癌―	石原　慎ほか
胆嚢癌の術前診断に応じた治療方針―T2胆嚢癌―	坂田　純ほか
胆嚢癌の術前診断に応じた治療方針―T3胆嚢癌―	千田　嘉毅ほか
胆嚢癌の術前診断に応じた治療方針―T4胆嚢癌―	土川　貴裕ほか
治療開始前にリンパ節転移陽性と診断した胆嚢癌に対する治療戦略	小林　省吾ほか
切除後に判明した偶発胆嚢癌	味木　徹夫ほか
胆嚢癌の術前診断に応じた治療方針―コンバージョン切除―	久保木　知ほか
切除不能胆嚢癌に対する全身化学療法	小林　智ほか

Vol.39 No.2　2018 年 2 月号

●連載
ちょっと気になる胆・膵画像—ティーチングファイルから—
第 38 回　膵神経内分泌腫瘍の診断
　—ソマトスタチン受容体シンチグラフィー,
　他モダリティーを用いた画像診断—
　　　　　　　　　　　　　　　　　小山奈緒美ほか

特集：オートファジー〜胆膵疾患とのかかわりについて〜
　　　　　　　　　　　　　　　　企画：清水　京子
オートファジーと疾患とのかかわり
　　　　　　　　　　　　　　　　　高橋　俊作ほか
オートファジーの制御機構と活性測定法
　　　　　　　　　　　　　　　　　千野　遥ほか
選択的オートファジーと Keap1-Nrf2 系の関連
　　　　　　　　　　　　　　　　　濱田　晋ほか
発がん機構におけるオートファジーのかかわり
　　　　　　　　　　　　　　　　　清水　重臣
急性膵炎におけるオートファジーとエンドサイトーシス
　　　　　　　　　　　　　　　　　眞嶋　浩聡ほか
膵炎とオートファジー-リソソーム系
　　　　　　　　　　　　　　　　　大村谷昌樹ほか
膵癌進展と膵星細胞のオートファジー
　　　　　　　　　　　　　　　　　仲田　興平ほか
膵癌治療におけるオートファジー制御の意義
　　　　　　　　　　　　　　　　　橋本　大輔ほか
胆道疾患におけるオートファジーの関与
　　　　　　　　　　　　　　　　　佐々木素子ほか
オートファジーと糖尿病
　　　　　　　　　　　　　　　　　福中　彩子ほか

●研究
電気伝導方式 ESWL 機材を併用した内視鏡的膵石治療
　　　　　　　　　　　　　　　　　佐貫　毅ほか

Vol.39 No.1　2018 年 1 月号

●新春特別企画
—平成 30 年—　胆・膵領域はこう展開する
　　　　　　　　　　　　　　　　胆と膵編集委員会編
●連載
ちょっと気になる胆・膵画像—ティーチングファイルから—
第 37 回　膵管狭窄を合併したセロトニン陽性膵神経内分泌腫瘍
　の 1 例
　　　　　　　　　　　　　　　　　松浦　智徳ほか

特集：これだけは知っておきたい膵外傷のマネージメント
　　　　　　　　　　　　　　　　企画：杉山　政則
膵外傷の機序と病態
　　　　　　　　　　　　　　　　　加地　正人ほか
膵外傷の診療体系
　　　　　　　　　　　　　　　　　船曳　知弘
膵損傷の CT 診断
　　　　　　　　　　　　　　　　　池田　慎平ほか
膵外傷の MRI/MRCP 診断
　　　　　　　　　　　　　　　　　小澤　瑞生ほか
膵外傷の ERCP 診断
　　　　　　　　　　　　　　　　　栗栖　茂
膵外傷の EUS 診断
　　　　　　　　　　　　　　　　　杉山　政則ほか
膵外傷の治療体系
　　　　　　　　　　　　　　　　　若狭　悠介ほか
膵外傷に対する膵縫合, ドレナージ術
　　　　　　　　　　　　　　　　　安藤　恭久ほか
膵外傷に対する膵分節切除再建手術
　　—Letton-Wilson 法, Bracey 法
　　　　　　　　　　　　　　　　　村上　壮一ほか
膵外傷に対する膵切除術
　　　　　　　　　　　　　　　　　小林慎二郎ほか
膵外傷に対する内視鏡治療
　　　　　　　　　　　　　　　　　松波　幸寿ほか
膵損傷に対する IVR
　　　　　　　　　　　　　　　　　三浦　剛史ほか
ダメージコントロールサージェリー
　　　　　　　　　　　　　　　　　久志本成樹ほか

●話題
胆膵疾患の内視鏡治療—歴史編—
　　　　　　　　　　　　　　　　　藤田　力也
胆膵疾患の内視鏡治療—現状と将来—
　　　　　　　　　　　　　　　　　河本　博文

Vol.38 No.12　2017 年 12 月号

特集：膵神経内分泌腫瘍診療の最前線
　　　　　　　　　　　　　　　　企画：伊藤　鉄英
膵神経内分泌腫瘍の新たな病理組織分類　WHO 2017
　　　　　　　　　　　　　　　　　笹野　公伸ほか
膵神経内分泌腫瘍（PanNEN）における予後・治療効果予測
　—TNM 分類を含めて—
　　　　　　　　　　　　　　　　　長村　義之
コラム①：膵神経内分泌腫瘍の全ゲノム解析
　　　　　　　　　　　　　　　　　河邉　顕
新規がん抑制遺伝子 PHLDA3 は膵神経内分泌腫瘍攻略における
　もっとも重要な分子の一つである
　　　　　　　　　　　　　　　　　友杉　充宏ほか
膵神経内分泌腫瘍と遺伝性疾患
　　　　　　　　　　　　　　　　　櫻井　晃洋
機能性膵神経内分泌腫瘍の存在診断・局在診断
　　　　　　　　　　　　　　　　　植田圭二郎ほか
膵神経内分泌腫瘍に対する ^{111}In ペンテトレオチドを用いた
　ソマトスタチン受容体シンチグラフィー（SRS）の有用性と
　今後の展開
　　　　　　　　　　　　　　　　　小林　規俊ほか
膵神経内分泌腫瘍に対する ^{68}Ga DOTATOC の有用性と
　今後の展開
　　　　　　　　　　　　　　　　　中本　隆介ほか
膵神経内分泌腫瘍に対する外科治療
　　　　　　　　　　　　　　　　　中島　陽平ほか
進行性膵神経内分泌腫瘍に対するランレオチドの有用性
　　　　　　　　　　　　　　　　　伊藤　鉄英ほか
切除不能高分化型膵神経内分泌腫瘍（NET G1/G2/G3）
　に対する薬物療法—新しい WHO 分類 2017 をふまえて—
　　　　　　　　　　　　　　　　　森実　千種ほか
切除不能低分化型膵神経内分泌癌（panNEC-G3）の
　特徴と薬物療法
　　　　　　　　　　　　　　　　　栗田　裕介ほか
膵神経内分泌腫瘍に対する Peptide Receptor Radionuclide
　Therapy（PRRT）
　　　　　　　　　　　　　　　　　絹谷　清剛
コラム②：膵神経内分泌腫瘍と国際神経内分泌腫瘍連盟
　（International Neuroendocrine Cancer Alliance：INCA）
　　　　　　　　　　　　　　　　　眞島　喜幸
コラム③：Global ReGISTry NETwork の構築と今後の展望
　　　　　　　　　　　　　　　　　阪峯　基広

●連載
その「世界」の描き方＜第 11 回＞
　早期の癌に挑む—髙木　國夫先生—
　　　　　　　　　　　　　　　　　福嶋　敬宜
●症例
残胃血流評価として術中 ICG 蛍光造影が有用であった
　幽門側胃切除術後膵体尾部切除の 1 例
　　　　　　　　　　　　　　　　　市川　洋平ほか

Vol.38 No.11　2017 年 11 月号

特集：局所進行膵癌の治療限界に挑む
　　　　　　　　　　　　　　　　企画：山上　裕機
序文
　　　　　　　　　　　　　　　　　山上　裕機
膵癌取扱い規約第 7 版における切除可能性分類
　　　　　　　　　　　　　　　　　加藤　弘幸ほか
局所進行切除不能膵癌の conversion surgery へのタイミング
　　　　　　　　　　　　　　　　　里井　壮平ほか
局所進行膵癌の術前治療後の画像診断
　　　　　　　　　　　　　　　　　小川　浩ほか
局所進行膵癌に対する術前化学療法の組織学的効果判定
　　　　　　　　　　　　　　　　　全　陽
局所進行膵癌に対する門脈合併切除
　　　　　　　　　　　　　　　　　祐川　健太ほか
局所進行膵癌に対する mesenteric approach
　　　　　　　　　　　　　　　　　廣野　誠子ほか
局所進行膵癌に対する肝動脈合併膵切除の治療成績
　　　　　　　　　　　　　　　　　天野　良亮ほか
局所進行膵体部癌に対する腹腔動脈合併尾側膵切除の治療成績
　　　　　　　　　　　　　　　　　中村　透ほか
腹腔動脈合併膵体尾部切除術の合併症対策
　　　　　　　　　　　　　　　　　岡田　健一ほか
局所進行切除不能膵癌に対する化学療法
　　　　　　　　　　　　　　　　　古瀬　純司
局所進行切除不能膵癌に対する化学放射線療法
　　　　　　　　　　　　　　　　　井岡　達也ほか
局所進行切除不能膵癌に対する強度変調放射線療法（IMRT）を
　用いた化学放射線治療
　　　　　　　　　　　　　　　　　後藤　容子ほか
局所進行膵癌に対する重粒子線治療
　　　　　　　　　　　　　　　　　山田　滋ほか
局所進行切除不能膵癌に対するナノナイフ治療
　　　　　　　　　　　　　　　　　森安　史典ほか

●症例
超音波内視鏡により乳頭括約筋機能障害が疑われた
　胆嚢摘出後症候群の 1 例
　　　　　　　　　　　　　　　　　福岡　英志ほか
●症例
膵頭十二指腸切除後の難治性腹腔内出血に対する
　一期的膵吻合再建の経験
　　　　　　　　　　　　　　　　　梁　英樹ほか

Vol.38 臨時増刊特大号　2017年10月号増刊

特集：胆膵 EUS を極める
―私ならこうする (There is always a better way)―
　　　　　　　　　　　　　　　企画：糸井　隆夫
序文：胆膵 EUS を極める―There is always a better way―
　　　　　　　　　　　　　　　　　　糸井　隆夫
診　断
ラジアル型 EUS 標準描出法
　　　　　　　　　　　　　　　萬代晃一朗ほか
コンベックス走査型 EUS による標準描出法
　　　　　　　　　　　　　　　佐藤　　愛ほか
超音波内視鏡の進歩　直視コンベックス型 EUS 標準描出法
　　　　　　　　　　　　　　　岩井　知久ほか
造影 EUS
　　　　　　　　　　　　　　　今津　博雄ほか
EUS エラストグラフィ
　　　　　　　　　　　　　　　大野栄三郎ほか
胆膵疾患に対する EUS-FNA―われわれはこうしている―
　　　　　　　　　　　　　　　石田　祐介ほか
EUS-FNA 私はこうする
　　　　　　　　　　　　　　　花田　敬士ほか
EUS-FNA―私はこうする―
　　　　　　　　　　　　　　　蘆田　玲子ほか
EUS-FNA―私はこうする―
　　　　　　　　　　　　　　　良沢　　昭銘
EUS-FNA―私はこうする―
　　　　　　　　　　　　　　　菅野　　敦ほか
EUS-FNA―パターン別　穿刺困難例を克服―
　　　　　　　　　　　　　　　佐藤　高光ほか
EUS-FNA 私ならこうする
　―確実で臨床に即した組織細胞診をめざして―
　　　　　　　　　　　　　　　深見　悟生ほか
治　療
膵炎に伴う膵および膵周囲液体貯留に対するドレナージ術
　（含　ネクロセクトミー）―私はこうする―
　　　　　　　　　　　　　　　入澤　篤志ほか
膵周囲液体貯留（PFC）ドレナージ（含むネクロセクトミー）
　―私はこうする―
　　　　　　　　　　　　　　　金　　俊文ほか

膵周囲液体貯留（PFC）ドレナージ（含ネクロセクトミー）
　―私ならこうする―
　　　　　　　　　　　　　　　向井俊太郎ほか
術後再建腸管症例に対する肝内胆管ドレナージ術 (HGS, HJS)
　―私はこうする―
　　　　　　　　　　　　　　　塩見　英之ほか
肝内胆管ドレナージ（HGS，HJS）―私はこうする―
　　　　　　　　　　　　　　　伊佐山浩通ほか
肝内胆管ドレナージ（HGS，HJS）―私はこうする―
　　　　　　　　　　　　　　　小倉　　健ほか
EUS ガイド下肝外胆管ドレナージ（EUS-guided
　choledochoduodenostomy：EUS?CDS）―私はこうする―
　　　　　　　　　　　　　　　原　　和生ほか
遠位胆管狭窄に対する EUS-CDS―われわれはこうする―
　　　　　　　　　　　　　　　伊藤　　啓ほか
EUS ガイド下順行性ステンティング
　　　　　　　　　　　　　　　田中　麗奈ほか
胆管ランデブー
　　　　　　　　　　　　　　　岩下　拓司ほか
胆管結石除去術
　　　　　　　　　　　　　　　土屋　貴愛ほか
胆嚢ドレナージ―私はこうする―
　　　　　　　　　　　　　　　三長　孝輔ほか
胆嚢ドレナージ―私はこうする―
　　　　　　　　　　　　　　　辻　修二郎ほか
EUS ガイド下膵管ドレナージ―私はこうする―
　　　　　　　　　　　　　　　原　　和生ほか
EUS ガイド下膵管ドレナージ
　　　　　　　　　　　　　　　糸井　隆夫ほか
膵管ランデブー
　　　　　　　　　　　　　　　矢根　　圭ほか
EUS ガイド下腹腔神経叢ブロック―私はこうする―
　　　　　　　　　　　　　　　安田　一朗ほか
癌性疼痛に対する腹腔神経叢ブロック―私はこうする―
　　　　　　　　　　　　　　　石渡　裕俊ほか
●座談会
EUS を極める―教育法と今後の動向―
　　　　　　糸井　隆夫（司会），入澤　篤志，安田　一朗，
　　　　　　良沢　昭銘，潟沼　朗生，土屋　貴愛

Vol.38 No.10　2017年10月号

●連載
ちょっと気になる胆・膵画像―ティーチングファイルから―
　第36回　主膵管内腫瘍栓を呈した腺房細胞癌の1例
　　　　　　　　　　　　　　　小川　　浩ほか
特集：急性胆嚢炎に対する最新のマネージメント
　　　　　　　　　　　　　　　企画：伊佐山浩通
序文：治療戦略と胆嚢ドレナージ法の概要
急性胆嚢炎の発症機序と鑑別診断のコツ
　　　　　　　　　　　　　　　竹中　　完ほか
ガイドラインからみた急性胆嚢炎のマネージメント
　―内科の立場から―
　　　　　　　　　　　　　　　露口　利夫ほか
ガイドラインから見た急性胆嚢炎のマネージメント
　―外科の立場から―
　　　　　　　　　　　　　　　三浦　文彦ほか
急性胆嚢炎に対する経乳頭的胆嚢ドレナージ術の適応とテクニック
　　　　　　　　　　　　　　　河上　　洋ほか
超音波内視鏡ガイド下胆嚢ドレナージ術の適応とテクニック
　　　　　　　　　　　　　　　松原　三郎ほか
急性胆嚢炎に対する経皮的アプローチの適応とテクニック
　　　　　　　　　　　　　　　伊藤　　啓ほか
ドレナージ後の胆嚢摘出術：蛍光ナビゲーションと
　超音波内視鏡ガイド下ドレナージ
　　　　　　　　　　　　　　　河口　義邦ほか
蛍光イメージング下胆嚢摘出術の実際とコツ
　　　　　　　　　　　　　　　石沢　武彰ほか
穿孔を起こした急性胆嚢炎の外科的マネージメント
　　　　　　　　　　　　　　　澁谷　　誠ほか
穿孔を起こした急性胆嚢炎の内科的マネージメント
　　　　　　　　　　　　　　　斉藤　紘昭ほか
急性胆嚢炎切除不能例のマネージメント
　　　　　　　　　　　　　　　田村　　崇ほか
Mirizzi 症候群の内視鏡的マネージメント
　　　　　　　　　　　　　　　松波　幸寿ほか
無石胆嚢炎のマネージメント
　　　　　　　　　　　　　　　塩見　英之ほか
急性胆嚢炎胆管結石合併例のマネージメント
　　　　　　　　　　　　　　　細野　邦広ほか
胆嚢癌合併例のマネージメント
　　　　　　　　　　　　　　　中西　喜嗣ほか

Vol.38 No.9　2017年9月号

膵臓・膵島移植 Up-to-Date
　　　　　　　　　　　　　　　企画：高折　恭一
膵臓・膵島移植の最前線
　　　　　　　　　　　　　　　穴澤　貴行ほか
膵臓移植の現況
　　　　　　　　　　　　　　　浅岡　忠史ほか
膵臓移植の手術手技 Up-to-Date
　　　　　　　　　　　　　　　伊藤　泰平ほか
生体膵臓移植 Up-to-Date
　　　　　　　　　　　　　　　剣持　　敬ほか
膵臓移植の免疫制御療法 Up-to-Date
　　　　　　　　　　　　　　　大段　秀樹
1 型糖尿病に対する islet replacement therapy としての
　膵臓移植の効果
　　　　　　　　　　　　　　　馬場園哲也ほか
膵島移植の現況
　　　　　　　　　　　　　　　穴澤　貴行ほか
膵島分離・移植におけるイノベーション
　　　　　　　　　　　　　　　後藤　昌史
膵島移植の免疫抑制法 Up-to-Date
　　　　　　　　　　　　　　　野口　洋文ほか
膵島移植における新たな移植方法
　　　　　　　　　　　　　　　角　昭一郎
自家膵島移植 Up-to-Date
　　　　　　　　　　　　　　　丸山　通広ほか
異種膵島移植の展望
　　　　　　　　　　　　　　　霜田　雅之
膵臓・膵島再生研究の現状と展望
　　　　　　　　　　　　　　　伊藤　　遼ほか
●症例
短期間で急速に増大した膵管内乳頭粘液性腫瘍を伴わない
　膵粘液癌の1切除例
　　　　　　　　　　　　　　　中橋　剛一ほか
成人男性に発症し横行結腸間膜への浸潤を認めた
　膵 solid-pseudopapillary neoplasm の1例
　　　　　　　　　　　　　　　佐久間　淳ほか

Vol.38 No.8　2017 年 8 月号

●連載
ちょっと気になる胆・膵画像―ティーチングファイルから―
　第 35 回　破裂による腹膜炎を契機に発見された
　膵粘液性嚢胞腫瘍の 1 例
　　　　　　　　　　　　　　　　　　清永　麻紀ほか

特集：膵癌治療の最前線―諸問題の解決にむけた取り組み―
　　　　　　　　　　　　　　　企画：古瀬　純司

家族性膵癌の治療
　　　　　　　　　　　　　　　　　　松林　宏行ほか
浸潤性膵管癌に対する合成セクレチンを用いた
　膵液細胞診の診断能
　　　　　　　　　　　　　　　　　　武田　洋平ほか
Borderline resectable 膵癌に対する gemcitabine 併用術前
　化学放射線療法―Oncological な視点から見た Resectability
　の問題点について―
　　　　　　　　　　　　　　　　　　髙橋　秀典ほか
T4 膵癌に対する手術を前提とした化学放射線療法の治療成績
　　　　　　　　　　　　　　　　　岸和田昌之ほか
MRI 拡散強調画像による
　Borderline resectable 膵癌術前治療効果判定の取り組み
　　　　　　　　　　　　　　　　　　岡田　健一ほか
切除不能膵癌に対する FOLFIRINOX 療法とゲムシタビン＋
　ナブパクリタキセル療法の現状―Conversion rate と治療成績―
　　　　　　　　　　　　　　　　　　夏目　誠治ほか
局所進行膵癌における治療奏効例に対する治療戦略
　―Conversion surgery の適応についての考察―
　　　　　　　　　　　　　　　　　須藤研太郎ほか
切除不能膵癌に対する化学療法―FOLFIRINOX 療法と
　ゲムシタビン＋ナブパクリタキセル療法をどう使い分けるか？
　　　　　　　　　　　　　　　　　　尾阪　将人
高齢者膵癌に対する手術適応についての多施設共同研究
　　　　　　　　　　　　　　　　　　庄　雅之ほか
高齢者膵癌に対する化学療法―包括的高齢者機能評価と治療選択―
　　　　　　　　　　　　　　　　　　小林　智
膵癌に対する免疫療法：治療開発の趨勢
　　　　　　　　　　　　　　　　　　石井　浩
膵癌の癌性疼痛に対する
　EUS ガイド下神経叢ブロック（融解）術の有用性
　　　　　　　　　　　　　　　　　　宮田　剛ほか

Vol.38 No.7　2017 年 7 月号

特集：十二指腸乳頭部癌―現状の問題点と今後の展望―
　　　　　　　　　　　　　　　企画：宮崎　勝

十二指腸乳頭部の腫瘍性病変の病理
　　　　　　　　　　　　　　　　　　羽賀　敏博ほか
内視鏡時に肉眼的に癌を疑うべき病変はどのようなものか？
　　　　　　　　　　　　　　　　　　本定　三季ほか
In situ の乳頭部癌はどの程度正確に診断可能か？
　　　　　　　　　　　　　　　　　　松原　三郎ほか
十二指腸乳頭部癌の組織学的亜型と臨床的意義
　　　　　　　　　　　　　　　　　　岡野　圭一ほか
十二指腸乳頭部腫瘍における生検病理診断と胆汁細胞診を
　どう判断するか―臨床側の立場から―
　　　　　　　　　　　　　　　　　　山本　慶郎ほか
胆道癌取扱い規約第 6 版からみた乳頭部癌進展度分類の問題点
　　　　　　　　　　　　　　　　　　大塚　将之ほか
十二指腸乳頭部腫瘍の十二指腸壁浸潤はどこまで診断可能か？
　　　　　　　　　　　　　　　　　　伊藤　啓ほか
乳頭部癌の膵実質浸潤診断はどこまで可能か？
　　　　　　　　　　　　　　　　　太和田勝之ほか
十二指腸乳頭部腫瘍の胆管内および膵管内進展は
　どこまで診断可能か？―EUS・IDUS を中心に―
　　　　　　　　　　　　　　　　　　小松　直広ほか
乳頭部癌の術前リンパ節転移診断
　　　　　　　　　　　　　　　　　　伊関　雅裕ほか
ガイドラインからみた乳頭部癌の治療方針の妥当性
　　　　　　　　　　　　　　　　　　森　泰寿ほか
内視鏡的乳頭切除術の手技とその適応は？
　　　　　　　　　　　　　　　　　　川嶋　啓揮ほか
経十二指腸的乳頭部切除の手技とその適応は？
　　　　　　　　　　　　　　　　　　今村　直哉ほか
膵頭十二指腸切除は乳頭部癌すべてに適応すべきか？
　　　　　　　　　　　　　　　　　　北畑　裕司ほか
膵温存十二指腸切除は安全に施行可能なオプションか？
　　　　　　　　　　　　　　　　　　後藤　晃紀ほか
乳頭部癌に対する腹腔鏡下膵頭十二指腸切除の適応
　　　　　　　　　　　　　　　　　　永川　裕一ほか
●研究
肝外胆管癌切除例における胆管断端陽性例の予後
　　　　　　　　　　　　　　　　　　志摩　泰生ほか
●症例
膵・胆管合流異常を伴わない広義の先天性胆道拡張症の 2 例
　　　　　　　　　　　　　　　　　　三宅　啓ほか

Vol.38 No.6　2017 年 6 月号

特集：硬化性胆管炎の診療における最近の進歩
　　　　　　　　　　　　　　　企画：乾　和郎

硬化性胆管炎診療の歴史的変遷
　　　　　　　　　　　　　　　　　　滝川　一
本邦における原発性硬化性胆管炎と IgG4 関連硬化性胆管炎の現状
―硬化性胆管炎の診療ガイドライン作成にむけて―
　　　　　　　　　　　　　　　　　　田妻　進
原発性硬化性胆管炎と IgG4 関連硬化性胆管炎の病理
　　　　　　　　　　　　　　　　　　能登原憲司
好中球性上皮障害（GEL）を示す硬化性胆管炎の病理
　　　　　　　　　　　　　　　　　　全　陽ほか
原発性硬化性胆管炎の診断基準の提唱
　　　　　　　　　　　　　　　　　　中沢　貴宏ほか
硬化性胆管炎の鑑別診断における EUS の位置付け
　　　　　　　　　　　　　　　　　　南　智之ほか
原発性硬化性胆管炎に合併する胆管癌の診断
　　　　　　　　　　　　　　　　　　熊谷純一郎ほか
続発性硬化性胆管炎の診断
　　　　　　　　　　　　　　　　　　熊木　天児ほか
腸管病変を合併する原発性硬化性胆管炎に対する治療戦略
　　　　　　　　　　　　　　　　　　中本　伸宏ほか
原発性硬化性胆管炎の予後予測因子としての経過中血清 ALP 値
　　　　　　　　　　　　　　　　　　田中　篤
原発性硬化性胆管炎の予後因子の解析
　　　　　　　　　　　　　　　　　　渡邉　健雄ほか
原発性硬化性胆管炎の肝移植後再発と長期予後
　　　　　　　　　　　　　　　　　　上田　佳秀
●症例
膵腺扁平上皮癌の 2 手術例
　　　　　　　　　　　　　　　　　　唐澤　幸彦ほか
●症例
術前診断に難渋し 10 年の長期経過後に切除し得た
胆管癌の 1 例
　　　　　　　　　　　　　　　　　　松本　浩次ほか
●症例
短期間に胆管狭窄が進展した IgG4 関連硬化性胆管炎の 1 例
　　　　　　　　　　　　　　　　　　蘆田　良ほか

Vol.38 No.5　2017 年 5 月号

特集：胆膵腫瘍に対する術前治療と切除前後の効果判定法
　　　　　　　　　　　　　　　企画：遠藤　格

序文：胆膵疾患の術前治療と効果判定法の問題点
　　　　　　　　　　　　　　　　　　遠藤　格ほか
膵癌の術前治療の画像診断による効果判定
　　　　　　　　　　　　　　　　　　米田　憲秀ほか
胆道癌に対する術前治療後の病理組織学的効果判定法
　　　　　　　　　　　　　　　　　　内田　克典ほか
切除不能胆道癌の治療成績と conversion surgery
　　　　　　　　　　　　　　　　　　古瀬　純司
肝内胆管癌に対する術前治療と効果判定法
　　　　　　　　　　　　　　　　　　加藤　厚ほか
当初非切除とされた胆嚢癌に対する conversion surgery
　　　　　　　　　　　　　　　　　　野路　武寛ほか
肝外胆管癌に対する術前治療と効果判定法
　　　　　　　　　　　　　　　　　　中川　圭ほか
膵癌に対する術前治療後の病理組織学的効果判定法
　　　　　　　　　　　　　　　　　　石田　和之ほか
切除不能膵癌の治療成績と外科へのコンサルトのタイミング
　　　　　　　　　　　　　　　　　　上野　秀樹ほか
切除企図膵癌に対する術前治療と効果判定・有効性評価
　　　　　　　　　　　　　　　　　　元井　冬彦ほか
切除可能境界膵癌に対する術前治療と効果判定法
―画像診断と腫瘍マーカーを中心に―
　　　　　　　　　　　　　　　　　　岡田　健一ほか
局所進行膵癌に対する化学放射線治療の効果判定
―組織学的効果判定と膵癌間質内 Tenascin-C 発現について―
　　　　　　　　　　　　　　　　　　早﨑　碧泉ほか
局所進行切除不能膵癌に対する術前治療と効果判定法
　　　　　　　　　　　　　　　　　　森　隆太郎ほか
腹膜転移膵癌に対する新規治療法と conversion surgery の役割
　　　　　　　　　　　　　　　　　　里井　壯平ほか
膵神経内分泌腫瘍に対する術前治療後の
病理組織学的効果判定について
　　　　　　　　　　　　　　　　　　大池　信之ほか
切除不能膵神経内分泌腫瘍の治療成績と切除のタイミング
　　　　　　　　　　　　　　　　　　五十嵐久人ほか
膵神経内分泌腫瘍に対する術前治療と効果判定法
　　　　　　　　　　　　　　　　　　工藤　篤ほか
●話題
膵の語源について（13）
　　　　　　　　　　　　　　　　　　土屋　涼一

Vol.38 No.4　2017年4月号

特集：先天性胆道拡張症の最前線

企画：神澤　輝実

序文：先天性胆道拡張症の概念の変遷
神澤　輝実

先天性胆道拡張症の発生論
細村　直弘ほか

先天性胆道拡張症の診断基準の制定をめぐって
濵田　吉則

先天性胆道拡張症の診療ガイドライン（簡易版）
石橋　広樹ほか

先天性胆道拡張症における用語と定義に関する問題
金子健一朗ほか

先天性胆道拡張症の画像診断
齋藤　武ほか

先天性胆道拡張症における胆道癌の発癌機序
森　大樹ほか

先天性胆道拡張症に胆道癌を合併した20歳以下症例の検討：
日本膵・胆管合流異常研究会登録委員会報告
窪田　正幸ほか

先天性胆道拡張症に合併する膵・胆管の形成異常
漆原　直人ほか

先天性胆道拡張症に対する腹腔鏡手術（小児例）
村上　寛ほか

先天性胆道拡張症に対する腹腔鏡下手術（成人例）
森　泰寿ほか

術後発癌からみた先天性胆道拡張症に対する外科治療の課題
安藤　久實

先天性胆道拡張症における内視鏡的治療の役割
山本健治郎ほか

先天性胆道拡張症に対する分流手術後の遺残胆管癌
大橋　拓ほか

先天性胆道拡張症術後の肝内結石
大塚　英郎ほか

小児期発症の希少難治性肝胆膵疾患における
先天性胆道拡張症の位置付け
佐々木英之ほか

●研究
市中病院における胆道感染症の現状：
　胆汁細菌検査の結果より
門倉　信ほか

Vol.38 No.3　2017年3月号

特集：超高齢者（80歳以上）の胆膵疾患診療を考える

企画：海野　倫明

序文：超高齢者時代の胆膵疾患診療を考える
海野　倫明

高齢者総合機能評価を用いた高齢者肝胆膵外科治療方針の提案
松島　英之ほか

消化器手術（胆膵）における術後せん妄の予測、対策、
治療について
堀内　哲也ほか

超高齢者に対するERCP関連手技の留意点
枡　かおりほか

超高齢者の胆石性胆管炎（胆石性膵炎も含めて）の内視鏡治療
宅間　健介ほか

超高齢者の急性胆嚢炎に対する内視鏡治療
辻　修二郎ほか

超高齢者の総胆管結石における胆管ステント長期留置術
鈴木　安曇ほか

超高齢者総胆管結石症における内視鏡的乳頭切開術
本多　五奉ほか

超高齢者（80歳以上）に対する腹腔鏡下胆嚢摘出術
村上　昌裕ほか

超高齢者に対する胆嚢・総胆管結石症の治療方針
総胆管結石治療後の胆嚢摘出術は必要か？
安井　隆晴ほか

高齢者膵癌に対する外科治療戦略
元井　冬彦ほか

超高齢者胆道癌の外科治療
落合登志哉

超高齢者に対する胆道癌肝切除の留意点
菅原　元ほか

超高齢者に対する膵頭十二指腸切除の留意点
杉本　元一ほか

超高齢者胆・膵癌に対する抗癌剤治療
庄　雅之ほか

●症例
特徴的な肝転移再発所見を呈した胆嚢粘液癌の1例
寺田　卓郎ほか

Vol.38 No.2　2017年2月号

慢性膵炎内視鏡治療の現状と展望

企画：山口　武人

序文・慢性膵炎内視鏡治療の現況
乾　和郎

膵石症に対する内視鏡的膵管口切開，バスケット結石除去
伊藤　謙ほか

膵石に対する経口膵管鏡・レーザー砕石
三方林太郎ほか

膵石に対するESWLとの併用治療
山本　智支ほか

膵疾患に対する内視鏡的膵管バルーン拡張術（EPDBD）の
有用性・安全性について
―膵石症・仮性嚢胞・非癒合症治療例を中心に―
辻　忠男ほか

膵管狭窄に対するステント治療―プラスチックステント―
川口　義明ほか

膵管狭窄に対するステント治療―金属ステント―
齋藤　倫寛ほか

膵管狭窄に対するEUS-PD rendezvous法を用いた
膵管ステント留置術
向井俊太郎ほか

慢性膵炎に伴う仮性嚢胞の治療―経乳頭，経消化管アプローチ―
平山　敦ほか

胆管狭窄に対するステント治療―チューブステント―
佐藤　達也ほか

胆管狭窄に対するステント治療―金属ステント―
笹平　直樹ほか

自己免疫性膵炎に合併する胆管狭窄の内視鏡治療の位置づけ
神澤　輝実ほか

外科医からみた内視鏡治療困難症例への対応
―手術のタイミングと成績―
佐田　尚宏ほか

難治性慢性膵炎疼痛に対するEUS下腹腔神経叢ブロック/破壊術
（EUS-CPB/CPN）
阿部　洋子ほか

Pancreas Divisumに対する内視鏡治療
濱野　徹也ほか

Vol.38 No.1　2017年1月号

●特別企画
―平成29年― 胆・膵領域はこう展開する
胆と膵編集委員会編

特集：Mesopancreasを攻める

企画：杉山　政則

序文：Mesopancreasとは何か？
杉山　政則

いわゆるmesopancreasの発生と臨床解剖
永井　秀雄

膵癌取扱い規約における膵外神経叢の解剖学的定義
　―「膵頭神経叢」と「mesopancreas」について―
村田　泰洋ほか

画像から見たmesopancreas
小坂　一斗ほか

膵頭部血管の解剖
堀口　明彦ほか

膵頭神経叢の解剖
永川　裕一ほか

膵頭部のリンパ組織解剖
牧野　勇ほか

Artery firstアプローチにおけるTreitz靭帯の有用性
伴　大輔ほか

総論：Mesopancreasの切除
穴澤　貴行ほか

従来法によるmesopancreasの切除
羽鳥　隆ほか

第一空腸静脈を指標とする膵間膜切除術
大塚　隆生ほか

膵癌におけるmesenteric approachによる
total mesopancreas excision
山田　豪ほか

No-touch isolation techniqueによる
total mesopancreas excision（no-touch TMPE）
廣田　昌彦ほか

腸回転解除法を用いた膵頭十二指腸切除術
杉山　政則ほか

イメージガイド型ナビゲーションシステムを用いた
inferior pancreaticoduodenal arteryの確認
岡本　友好ほか

内視鏡手術におけるmesopancreasの切除―腹腔鏡下に
膵頭神経叢を適切に把握するための術野展開法について―
中村　慶春ほか

●連載
その「世界」の描き方＜第10回＞
消化器外科の本道を極める―今泉　俊秀先生
福嶋　敬宜

Vol.37 No.12　2016 年 12 月号

特集：膵疾患の疼痛治療の up-to-date
―疼痛の発生メカニズムから疾患別治療まで―

企画：清水　京子

膵炎における疼痛の神経伝達路
　　池浦　司ほか
膵炎の疼痛発生メカニズムにおける生理活性物質の役割
　　徳山　尚吾
膵炎の疼痛における侵害受容体の関与と治療への展望
　　坪田　真帆ほか
生理活性物質が膵癌の痛みを制御する
　　―作用メカニズムの最新トピックス―
　　上園　保仁
急性膵炎の疼痛に対する薬物療法
　　廣田　衛久ほか
慢性膵炎疼痛管理における栄養療法
　　―高力価消化酵素薬も含めて―
　　片岡　慶正ほか
慢性膵炎の疼痛治療：
　　Small intestinal bacterial overgrowth の診断と治療
　　阪上　順一ほか
慢性膵炎の疼痛治療：内視鏡治療・ESWL
　　宮川　宏之ほか
慢性膵炎の疼痛治療：経皮的神経ブロック
　　水野　樹ほか
慢性膵炎の疼痛治療：外科的治療
　　佐田　尚宏ほか
慢性膵炎の疼痛治療：膵全摘＋自家膵島移植
　　霜田　雅之
小児の慢性膵炎の診断および疼痛治療
　　齋藤　暢知ほか
膵癌の疼痛治療：薬物療法
　　中西　京子
膵臓癌・胆嚢癌におけるがん疼痛治療戦略
　　伊東　俊雅
膵癌の緩和的放射線治療
　　永倉　久泰
膵癌の疼痛治療：経皮的神経ブロック
　　服部　政治ほか
膵癌の疼痛治療：超音波内視鏡下腹腔神経叢ブロック術
　　関根　一智ほか
緩和ケア研修会のマネージメントの実際
　　高山　敬子

●症例
急性胆嚢炎で発症した胆嚢悪性リンパ腫の 1 例
　　後藤　崇ほか

Vol.37 No.11　2016 年 11 月号

特集：IPMN の診断と治療はどう変わったか？

企画：山上　裕機

IPMN の病理診断の変遷と現在のコンセンサス
　　古川　徹
疫学：とくに IPMN 併存膵癌について
　　花田　敬士ほか
他臓器癌の合併について
　　多田　稔ほか
国際診療ガイドラインの概要と課題
　　田中　雅夫
AGA ガイドラインの解説とその問題点
　　高折　恭一
IPMN の型分類
　　真口　宏介ほか
診断：US，CT，MRI 診断の有用性と限界は？
　　石神　康生ほか
診断：IPMN 診療における EUS の位置付け
　　～有用性とこれからの課題～
　　竹中　完ほか
診断：ERCP，経口膵管鏡 (POPS) による診断
　　喜多絵美里ほか
非切除例のフォローアップをどのように行うか？
　　伊達健治朗ほか
外科治療：標準手術について
　　―とくに腹腔鏡下手術の適応は？
　　千田　嘉毅ほか
外科治療：縮小手術は可能か？
　　浅野　賢道ほか
膵管内乳頭粘液姓腫瘍：術後再発をどのように発見するか？
　　廣野　誠子ほか

●症例
膵退形成癌の 3 切除例
　　山城　直嗣ほか
画像所見と組織像との対比が可能であった細胆管細胞癌
　　(cholangiolocellular carcinoma：CoCC) の 1 例
　　齊藤　宏和ほか

Vol.37 臨時増刊特大号　2016 年 11 月号増刊

特集　胆膵内視鏡自由自在～基本手技を学び応用力をつける集中講座～

巻頭言：胆膵内視鏡治療をいかに学ぶか，教えるか
　　伊佐山浩通

Ⅰ．内視鏡システムと内視鏡操作に関する基本知識
十二指腸鏡の基本構造と手技の関係
　　松本　和也ほか
超音波内視鏡 A to Z
　　塩見　英之ほか
ERCP におけるスコープの挿入方法と困難例への対処方法
　　田村　崇ほか
術後再建腸管に対するバルーン内視鏡挿入操作の基本と挿入のコツ
　　堤　康一郎ほか

Ⅱ．ERCP 関連手技編
◆胆管選択的カニュレーション
カニュレーション手技の種類と使い分け
　　安田　一朗ほか
VTR でみせるカニュレーションの基本とコツ
　　(Contrast and Wire?guided)【動画付】
　　杉山　晴俊
VTR でみせる術後再建腸管に対するダブルバルーン内視鏡を用いた
　　胆管カニュレーションのコツ【動画付】
　　島谷　昌明ほか
膵管ガイドワイヤー・ステント留置下カニュレーションの実際とコツ
　　白田龍之介ほか
VTR でみせる私のカニュレーション戦略とテクニック【動画付】
　　今津　博雄
Precut の種類と使い分け
　　後藤　大輔ほか
VTR でみせる Precut の実技とコツ【動画付
　　窪田　賢輔ほか
コラム①：膵癌早期診断プロジェクト
　　花田　敬士ほか
◆乳頭処置
EST の基本事項を押さえる
　　田中　聖人ほか
EST VTR でみせる私のこだわり（1）【動画付】
　　川嶋　啓揮ほか
EST VTR でみせる私のこだわり（2）【動画付】
　　潟沼　朗生ほか
VTR でみせる EST 困難例への対応【動画付】
　　良沢　昭銘ほか
EPBD ～ VTR でみせる EPBD 後の結石除去手技のコツ～【動画付】
　　辻野　武ほか
内視鏡的乳頭大径バルーン拡張術（EPLBD）の適応と偶発症予防
　　川畑　修平ほか
◆結石除去
結石除去・破砕用デバイスの種類と使い分け
　　伊藤由紀子ほか
総胆管結石除去のコツ【動画付】
　　嘉数　雅也ほか
結石破砕と破砕具使用のコツ，トラブルシューティング
　　土井　晋平ほか
◆胆道ドレナージ術
閉塞性黄疸の病態と病態に応じた治療戦略
　　中井　陽介ほか
ステントの種類と使い分け
　　権　勉成ほか

VTR でみせる Metallic stent の上手な入れ方【動画付】
　　向井　強ほか
Bridge to Surgery：遠位胆道閉塞
　　辻本　彰子ほか
非切除悪性遠位胆道閉塞に対するドレナージ戦略
　　小川　貴央ほか
Bridge to Surgery：悪性肝門部領域胆管閉塞
　　河上　洋ほか
非切除例悪性肝門部胆管閉塞に対するドレナージ戦略
　　内藤　格ほか
コラム②：ステント開発よもやま話
　　伊佐山浩通
◆トラブルシューティング
ERCP 後膵炎への対処と予防
　　川口　義明ほか
ステント迷入への対処
　　石垣　和祥ほか
EST 後出血への対処と予防
　　田中　聖人ほか
穿孔への対処と予防
　　沼尾　規且ほか
◆膵管 Intervention
膵石に対する内視鏡治療
　　山本　智支ほか
膵管ドレナージの適応と手技
　　笹平　直樹ほか
膵管狭窄困難例への対処
　　菅野　敦ほか
Ⅲ．EUS 関連手技編
膵領域におけるラジアル式および
　　コンベックス式 EUS の標準描出法
　　蘆田　玲子ほか
胆膵系の観察　ラジアル型とコンベックス型の描出法と使い分け
　　林　毅
胆・膵領域における造影 EUS
　　糸永　昌弘ほか
EUS?FNA の基本的手技と検体処理
　　荒川　典之ほか
コラム③：EUS?FNA の本邦導入の経緯
　　山雄　健次
Ⅳ．Interventional EUS
VTR でみせる EUS?BD の基本手技とコツ【動画付】
　　小倉　健ほか
EUS?BD を安全に行うために
　　原　和生ほか
VTR でみせる胆道疾患に対する EUS?Rendezvous technique と
　　Antegrade technique【動画付】
　　岩下　拓司ほか
VTR でみせる EUS?GBD の適応と手技のコツ【動画付】
　　松原　三郎ほか
VTR でみせる EUS?PD and Pancreatic Rendezvous
　　Cannulation【動画付】
　　土屋　貴愛ほか
膵仮性？胞・WON の病態と治療戦略
　　―診断，治療法選択，タイミング―
　　木田　光広ほか
Endoscopic necrosectomy の基本と手技の工夫
　　向井俊太郎ほか
コラム④：自由自在な胆膵内視鏡のために必要なことは？
　　糸井　隆夫

Vol.37 No.10　2016 年 10 月号

特集：膵神経内分泌腫瘍の最新の話題

企画：伊藤　鉄英

日本における膵神経内分泌腫瘍の疫学と今後の展開

伊藤　鉄英ほか

WHO2010 分類の妥当性と今後の病理診断の展望

笠島　敦子ほか

機能性膵神経内分泌腫瘍における機能的診断
インスリノーマ

植田圭二郎ほか

ガストリノーマ

河本　泉ほか

機能性神経内分泌腫瘍の診断
（インスリノーマ，ガストリノーマ以外）

高野　幸路

コラム①：Noninsulinoma pancreatogenous hypoglycemia
syndrome（nesidioblastosis in adults）の疾患概念

今村　正之ほか

膵神経内分泌腫瘍の画像診断：鑑別を要する疾患

岩屋　博道ほか

新たに日本で保険収載された [111]In オクトレオチドシンチの有用性
―FDG-PET との比較について―

窪田　和雄

膵神経内分泌腫瘍と遺伝性疾患（MEN1，von Hippel-Lindau 病など）

五十嵐久人ほか

本邦の膵神経内分泌腫瘍におけるストレプトゾシン療法の現状と展望

池田　公史ほか

新規分子標的薬の登場による切除不能膵神経内分泌腫瘍の予後の変遷

李　　倫學ほか

膵神経内分泌腫瘍における術式選択

宮坂　義浩ほか

Reduction surgery の臨床的意義と適応

青木　　琢ほか

コラム②：第 13 回 ENETS（欧州神経内分泌腫瘍学会）
からの話題提供

奥坂　拓志

コラム③：JNETS（日本神経内分泌腫瘍研究会）における
悉皆登録制度とその現況

増井　俊彦ほか

Vol.37 No.9　2016 年 9 月号

**特集：膵癌分子診断研究の最前線：リキッドバイオプシーから
次世代 DNA シークエンシングまで**

企画：高折　恭一

序文

高折　恭一

テロメア G テール長と体液中マイクロ RNA を用いた
膵癌の予防，バイオマーカー開発と治療戦略

田原　栄俊

網羅的癌関連遺伝子変異検査（OncoPrime[TM]）による
膵癌ゲノム異常解析と治療への応用

金井　雅史ほか

血漿中遊離アミノ酸濃度を用いた
膵癌スクリーニング法の開発

福武　伸康ほか

膵癌におけるマイクロサテライト不安定性（MSI）解析

堀井　　明

最新の変異解析技術を用いた膵臓癌の分子診断法

谷内田真一

体液中マイクロ RNA を用いた膵癌診断の現状と展望

仲田　興平ほか

プロテオミクス解析を応用した膵癌分子診断研究の現状

高舘　達之ほか

IPMN から膵癌への分子バイオマーカー診断

古川　　徹

膵癌組織に発現する腫瘍関連抗原の臨床応用：
免疫療法への応用をめざして

今井　克憲ほか

膵癌患者における Circulating tumor cell の解析

本定　三季ほか

膵癌診断におけるリキッドバイオプシーの可能性

衣笠　秀明ほか

Vol.37 No.8　2016 年 8 月号

特集：胆膵疾患内視鏡診療の New Horizon

企画：糸井　隆夫

序文

糸井　隆夫

共焦点レーザーを用いた胆膵内視鏡診断

大宮久美子ほか

超音波内視鏡を用いた肝疾患の診断・治療

中井　陽介ほか

新型デジタル胆道鏡 SpyGlass[TM]DS を用いた
胆膵診断と治療

田中　麗奈ほか

胆道疾患に対する ERCP ガイド下ラジオ波焼灼療法

伊藤　　啓ほか

EUS ガイド下ラジオ波焼灼療法

藤澤真理子ほか

EUS ガイド下順行性胆管結石除去術

岩下　拓司ほか

Lumen-apposing metal stent（AXIOS[TM]，Hot-AXIOS[TM]）
を用いた EUS-guided intervention therapy

殿塚　亮祐ほか

術後再建症例における新型 short type ダブルバルーン内視鏡を
用いた ERCP

島谷　昌明ほか

新型ショートシングルバルーン小腸内視鏡を用いた ERCP

矢根　　圭ほか

●研究
連続 411 例に行った単孔式腹腔鏡下胆嚢摘出術
（USIDT，臍部 2 トロカー法）における手術成績の検討

渡邊　五朗ほか

●症例
膵リンパ上皮嚢胞の一例

佐久間　淳ほか

Vol.37 No.7　2016 年 7 月号

●連載
ちょっと気になる胆・膵画像―ティーチングファイルから―
＜第 34 回＞多血性膵腫瘤と鑑別を要した横行膵動脈瘤の 1 例

相馬　崇宏ほか

**特集：膵癌血管浸潤例の外科切除適応と治療ストラテジー：
Up to date 2016**

企画：宮崎　勝

腫瘍内科医からみた局所進行膵癌の外科切除適応

古瀬　純司

NCCN（Version 1. 2016）と本邦ガイドライン（2013 年版）
からみた血管浸潤の診断と切除適応

山口　幸二

術前画像診断からわかる膵癌血管浸潤の診断能と限界

今関　　洋ほか

NAC/NACRT 治療後の画像診断：膵癌血管浸潤の診断能と限界

増井　俊彦ほか

門脈完全閉塞例（上腸間膜静脈浸潤例も含めて）に対する
外科切除の適応

川井　　学ほか

腹腔動脈浸潤を示す膵体尾部癌の外科切除術式

中村　　透ほか

肝動脈浸潤を示す膵頭部癌の外科切除術式

天野　良亮ほか

門脈・動脈同時浸潤を占める外科切除術式

杉浦　禎一ほか

上腸間膜動脈浸潤例の外科切除適応およびその術式

田島　秀浩ほか

門脈浸潤例に対する術前 Neoadjuvant 療法を用いた
外科切除戦略とその意義

村田　泰洋ほか

動脈浸潤を伴う膵癌に対する集学的治療法の意義

吉富　秀幸ほか

門脈浸潤例に対する門脈合併切除例の生存成績・吻合部開存成績

藤井　　努ほか

膵癌に対する腹腔動脈合併膵体尾部切除成績

元井　冬彦ほか

上腸間膜動脈浸潤例に対する上腸間膜動脈合併切除の治療成績

松山　隆生ほか

門脈・動脈同時浸潤例に対する同時合併切除成績

和田　慶太ほか

切除不能局所進行膵癌の切除への conversion をめざした化学療法

中井　陽介ほか

●症例
重複胆管を伴った主膵管型 Intraductal Papillary Mucinous Neoplasm
に対し膵頭十二指腸切除術を施行した 1 例

栃本　昌孝ほか

Vol.37 No.6　2016 年 6 月号

特集：膵・胆道癌の治療戦略：こんなときどうするか？
―ガイドラインにないエキスパートオピニオン―

企画：古瀬　純司

序文：膵・胆道癌治療とエキスパートオピニオン
　　　　　　　　　　　　　　　古瀬　純司

十二指腸狭窄を伴う局所進行膵癌に対する治療選択
　　　　　　　　　　　　　　　川井　　学ほか

Borderline resectable 膵癌に対する術前治療
　　　　　　　　　　　　　　　森　隆太郎ほか

肝内胆管癌で腹腔内リンパ節はどこまで切除するか？
　　　　　　　　　　　　　　　益田　邦洋ほか

十二指腸狭窄に伴う閉塞性黄疸に対する適切な減黄処置
　―悪性胆管・十二指腸狭窄に対する内視鏡的ダブルステンティング―
　　　　　　　　　　　　　　　殿塚　亮祐ほか

FOLFIRINOX 療法の使い方：original か modified か？
　　　　　　　　　　　　　　　上野　秀樹ほか

FOLFIRINOX 療法耐性後の治療選択
　　　　　　　　　　　　　　　池田　公史ほか

ゲムシタビン＋ナブパクリタキセル療法耐性後の治療選択
　　　　　　　　　　　　　　　須藤研太郎ほか

ゲムシタビン＋エルロチニブ併用療法をどう使うか？
　　　　　　　　　　　　　　　尾阪　　将人

ゲムシタビン＋S-1 併用療法をどう使うか？
　　　　　　　　　　　　　　　石井　　浩

FOLFIRINOX・ナブパクリタキセルによる末梢神経障害への対応
　　　　　　　　　　　　　　　成毛　大輔ほか

FOLFIRINOX 療法における G-CSF の使い方（持続型 G-CSF を含めて）
　　　　　　　　　　　　　　　清水　　怜

高度黄疸・肝機能障害を伴う胆道癌の化学療法―減黄はどこまで行うか？―
　　　　　　　　　　　　　　　上野　　誠ほか

切除不能胆道癌に対するゲムシタビン＋シスプラチン併用療法
　―いつまで行うか？耐性後の治療選択は？―
　　　　　　　　　　　　　　　高原　楠昊ほか

膵神経内分泌腫瘍の治療戦略における EUS-FNA の有用性とその限界
　　　　　　　　　　　　　　　渋谷　　仁ほか

肝転移のある膵神経内分泌腫瘍に対する集学的治療
　―切除・TAE/TACE・薬物療法の使い分け―
　　　　　　　　　　　　　　　伊藤　鉄英ほか

●研究
新規マイクロ波手術支援機器と市販エネルギー機器との
　動物実験による機能比較
　　　　　　　　　　　　　　　谷　　徹ほか

●症例
敗血症と DIC を合併した感染性膵壊死に対して後腹膜鏡補助下の
　ネクロセクトミーが有用であった 1 例
　　　　　　　　　　　　　　　谷口健次郎ほか

Vol.37 No.5　2016 年 5 月号

●連載
ちょっと気になる胆・膵画像―ティーチングファイルから―
＜第 33 回＞胆嚢原発の混合型腺神経内分泌癌（MANEC）の 1 例
　　　　　　　　　　　　　　　三上和歌子ほか

特集：胆膵疾患における血管系 IVR

企画：天野　穂高

総論：胆膵疾患における血管系 IVR
　　　　　　　　　　　　　　　鈴木耕次郎ほか

膵切除時の血流改変―手技を中心に
　　　　　　　　　　　　　　　阿保　大介ほか

化学放射線治療後の血流改変を伴う膵切除
　　　　　　　　　　　　　　　天野　良亮ほか

術前肝動脈コイル塞栓による血流改変後膵切除
　　　　　　　　　　　　　　　吉留　博之ほか

門脈塞栓術―手技を中心に
　　　　　　　　　　　　　　　小林　　聡ほか

門脈塞栓術―適応と成績―
　　　　　　　　　　　　　　　夏目　誠治ほか

術後動脈出血―TAE による止血
　　　　　　　　　　　　　　　外山　博近ほか

膵頭十二指腸切除術後の仮性動脈瘤出血に対する
　Stent-assisted coiling
　　　　　　　　　　　　　　　仲野　哲矢ほか

膵切除術後仮性動脈瘤出血
　―covered stent による止血術―
　　　　　　　　　　　　　　　渡邉　　学ほか

術後の門脈狭窄に対するステント留置
　　　　　　　　　　　　　　　平井　一郎ほか

悪性門脈狭窄に対するステント留置
　　　　　　　　　　　　　　　塚本　忠司ほか

●症例
胆管分枝 B5b が胆嚢管へ合流するまれな合流形態の
　胆石症に対する腹腔鏡下胆嚢摘出術
　　　　　　　　　　　　　　　平松　聖史ほか

Vol.37 No.4　2016 年 4 月号

特集：早期慢性膵炎をめぐって

企画：乾　和郎
―総論―早期慢性膵炎の概念導入の経緯と今後の展望
　　　　　　　　　　　　　　　下瀬川　徹

早期慢性膵炎の診断基準と臨床的意義
　　　　　　　　　　　　　　　竹中　　完ほか

早期慢性膵炎の実態―全国調査から―
　　　　　　　　　　　　　　　正宗　　淳ほか

早期慢性膵炎の前向き予後調査
　　　　　　　　　　　　　　　肱岡　真之ほか

早期慢性膵炎の臨床像について
　―EUS 所見との関連性も含めて―
　　　　　　　　　　　　　　　山部　茜子ほか

EUS-elastography を用いた早期慢性膵炎の診断
　　　　　　　　　　　　　　　桑原　崇通

急性膵炎治療後の EUS 所見からみた早期慢性膵炎の診断
　　　　　　　　　　　　　　　景岡　正信ほか

膵管内乳頭粘液性腫瘍（IPMN）と慢性膵炎の関連性
　―IPMN における早期慢性膵炎の EUS 所見も含めて―
　　　　　　　　　　　　　　　藤田　基和ほか

早期慢性膵炎の EUS 所見を有する無症状・
　膵酵素値正常例の位置付け
　　　　　　　　　　　　　　　石井　康隆ほか

治療介入による早期慢性膵炎の EUS 所見と臨床像の変化
　　　　　　　　　　　　　　　山本　智支ほか

早期慢性膵炎における膵酵素補助療法の治療効果
　　　　　　　　　　　　　　　稲富　　理ほか

非アルコール性早期慢性膵炎における臨床像
　―画像所見と治療経過を中心に―
　　　　　　　　　　　　　　　大坪公士郎ほか

早期慢性膵炎の長期経過観察からみた
　膵癌発生の可能性について
　　　　　　　　　　　　　　　岡崎　彰仁ほか

●症例
腹腔動脈起始部狭窄および腹腔動脈瘤を伴った下部胆管癌に対し
　膵頭十二指腸切除術を施行した 1 症例
　　　　　　　　　　　　　　　竜口　崇明ほか

Vol.37 No.3　2016 年 3 月号

●連載
ちょっと気になる胆・膵画像―ティーチングファイルから―
＜第 32 回＞膵神経内分泌腫瘍，多発肝転移術後再発に対し
　ソマトスタチン受容体シンチグラフィーが施行された 1 例
　　　　　　　　　　　　　　　丹内　啓允ほか

特集：イラストでみる最新の胆・膵消化管吻合術

企画：遠藤　　格
肝内胆管空腸吻合―肝門部領域胆管癌―
　　　　　　　　　　　　　　　駒屋　憲一ほか

肝管空腸吻合―先天性胆道拡張症，戸谷分類Ⅳ－Ａ型―
　　　　　　　　　　　　　　　矢田　圭吾ほか

胆管胆管吻合合法―生体肝移植術における胆道再建―
　　　　　　　　　　　　　　　小寺　由人ほか

胆管空腸吻合―胆管損傷 Bismuth 分類Ⅲ～Ⅳ型―
　　　　　　　　　　　　　　　松山　隆生ほか

膵空腸吻合―柿田法―
　　　　　　　　　　　　　　　柿田　徹也ほか

膵空腸吻合―2 列吻合法―
　　　　　　　　　　　　　　　賀川　真吾ほか

膵空腸吻合―Blumgart 変法（Nagoya method）―
　　　　　　　　　　　　　　　藤井　　努ほか

膵空腸吻合―二期再建―
　　　　　　　　　　　　　　　大道　清彦ほか

膵胃吻合―膵胃胃粘膜吻合―
　　　　　　　　　　　　　　　近藤　　成ほか

膵胃吻合―膵貫通外列 1 列吻合＆膵管胃粘膜吻合―
　　　　　　　　　　　　　　　新地　洋之ほか

膵体尾部切除術における膵断端処理
　―膵尾側断端膵管胃粘膜吻合法の実際と治療成績―
　　　　　　　　　　　　　　　里井　壮平ほか

膵体尾部切除術における膵断端空腸吻合
　　　　　　　　　　　　　　　川井　　学ほか

慢性膵炎の膵空腸吻合
　　　　　　　　　　　　　　　尭天　一亨ほか

鏡視下膵消化管吻合―腹腔鏡下 DuVal 変法膵空腸吻合術―
　　　　　　　　　　　　　　　大塚　隆生ほか

腹腔鏡下膵切除術における胆道消化管吻合，膵消化管吻合
　　　　　　　　　　　　　　　中村　慶春ほか

ロボット支援膵切除術における胆管空腸吻合，膵管空腸吻合
　　　　　　　　　　　　　　　堀口　明彦ほか

●連載
その「世界」の描き方＜第 9 回＞
　NET との"緩みのない"闘い方―今村　正之先生
　　　　　　　　　　　　　　　福嶋　敬宜

●技術の工夫
吸収性縫合補強材としてのポリグリコール酸シートを
　使用した自動縫合器による尾側膵切除法における
　術後膵液瘻予防の工夫
　　　　　　　　　　　　　　　林部　　章ほか

Vol.37 No.2

特集：膵外分泌機能不全と膵酵素補充療法の進歩

企画：神澤　輝実

膵外分泌機能不全の診断法の進歩と膵酵素補充療法の問題点
中村　光男ほか

本邦と欧米での膵外分泌機能不全の考え方の違い
阪上　順一ほか

膵外分泌機能不全の臨床所見と血液生化学検査所見
丹藤　雄介ほか

安定同位体を用いる膵外分泌機能不全の診断：
^{13}C-Trioctanoin 呼気試験からみた
膵頭切除術後の膵外分泌機能の検討
堀口　明彦ほか

安定同位体を用いる膵外分泌機能不全の診断：
^{13}C-labeled mixed triglyceride 呼気試験を用いた
膵頭十二指腸切除術後の膵外分泌機能評価
廣野　誠子ほか

^{13}C-dipeptide 呼気試験と BT-PABA 試験との比較
松本　敦史ほか

膵外分泌機能不全に対する食事療法，
膵酵素補充療法とインスリンの使い方
清水　京子

本邦と欧米での消化酵素消化力測定法の違いと
消化酵素製剤の違い
洪　　繁ほか

Conventional enzyme と高力価膵酵素薬
伊藤　鉄英ほか

膵頭十二指腸切除（PD）後の脂肪肝発生の危険因子と
膵酵素補充療法の有用性
飯澤　祐介ほか

慢性膵炎の Frey 術後の栄養状態の変化
江川　新一ほか

膵全摘術後の栄養管理
竹山　宜典

小児における膵外分泌機能不全の診断と治療
―嚢胞性線維症を中心に―
石黒　洋ほか

Vol.37 No.1　2016 年 1 月号

●連載
ちょっと気になる胆・膵画像―ティーチングファイルから―
＜第 31 回＞SACI テストが有用であった膵インスリノーマの 1 例
小林　正周ほか

●特別企画
―平成 28 年― 胆・膵領域はこう展開する
胆と膵編集委員会編

特集：新たに定義された"肝門部領域胆管癌"の診断と治療

企画：海野　倫明

肝門部"領域"胆管癌について
梛野　正人ほか

肝門部胆管癌と肝内大型胆管癌（肝門型肝内胆管癌）
中沼　安二ほか

治療方針決定のための CT および MRI
片寄　友ほか

治療方針決定のための診断法
―EUS・IDUS を用いた肝門部領域胆管癌の診断―
菅野　敦ほか

―POCS による診断―
河上　洋ほか

―生検，細胞診による診断―
吉田　司ほか

術前胆道ドレナージ
―内視鏡的胆道ドレナージ―
真口　宏介ほか

―経皮経肝胆道ドレナージ―
藤井　義郎ほか

外科治療と内科治療
―右葉尾状葉切除・左葉尾状葉切除―
田本　英司ほか

―左三区域切除・右三区域切除―
杉浦　禎一ほか

―肝動脈・門脈合併切除再建を伴う肝切除―
江畑　智希ほか

―肝門部領域胆管癌．リンパ節郭清―
廣川　文鋭ほか

―術前術後補助療法―
中川　圭ほか

―非切除例に対するメタリックステント―
外川　修ほか

―非切除例に対する癌化学療法―
井岡　達也ほか

―非切除例に対する放射線治療―
山崎　秀哉

●症例
膵管癒合不全に合併した膵管内乳頭粘液性腫瘍に対し
腹腔鏡下膵体尾部切除術を施行した一例
石井賢二郎ほか

Vol.36 No.12　2015 年 12 月号

特集：病理像から読みとる膵・胆道画像診断のコツ

企画：山口　武人

◆病理像を画像診断に反映させるために
画像診断との対比のための病理標本の取り扱い
―とくに切り出しについて―
大池　信之ほか

病理像のバリエーションはどのように
画像に反映するか
三登久美子ほか

画像診断医から病理医への要望
野田　裕ほか

◆病理像をイメージした膵・胆道画像診断の実際
―病理像と画像診断との対比―
多血性膵腫瘍の画像診断
須藤研太郎ほか

膵乏血性腫瘍の画像診断
本定　三季ほか

膵上皮内癌は画像診断で捉えられるか？
山雄健太郎ほか

嚢胞壁，嚢胞液性状からみた膵嚢胞性疾患の
画像診断
片桐　真理ほか

腫瘍内部に嚢胞を形成する充実性膵腫瘍の
画像診断
松原　三郎ほか

腫瘤形成性膵炎の画像診断
中島　陽平ほか

胆管狭窄の鑑別診断
金　俊文ほか

胆管癌の進展度診断
加藤　厚ほか

胆管由来の肝腫瘍を診断する
松原　崇史ほか

胆嚢隆起性病変の画像診断と病理像
三好　広尚ほか

乳頭部腫瘍性病変の鑑別診断
森　隆太郎ほか

Vol.36 No.11　2015 年 11 月号

●連載
ちょっと気になる胆・膵画像―ティーチングファイルから―
＜第 30 回＞糖尿病による gallbladder hypomotility が原因と
考えられた巨大胆嚢の 1 例
服部　真也ほか

特集：副乳頭と副膵管の知られざる魅力

企画：杉山　政則

副膵管・副乳頭の発生と解剖
栗原　克己ほか

膵管癒合不全と輪状膵
西野　隆義ほか

副乳頭機能
神澤　輝実ほか

副乳頭・副膵管領域発生腫瘍の病理像
野呂瀬朋子ほか

Groove pancreatitis
三方林太郎ほか

副膵管領域癌（Groove 膵癌）の臨床的，画像的，
病理学的特徴
蒲田　敏文ほか

副膵管開存膵頭部癌
杉山　政則ほか

副膵管領域 IPMN に対する膵頭切除術
中郡　聡夫ほか

副乳頭腫瘍の臨床
長谷部　修ほか

副乳頭カニュレーションおよび造影
宅間　健介ほか

内視鏡的副乳頭切開・切除
土屋　貴愛ほか

副乳頭からの内視鏡治療
山本　智支ほか

Vol.36 臨時増刊特大号 2015年10月号増刊

特集：ERCP マスターへのロードマップ
序文：ERCP マスター，マイスター，マエストロ
糸井　隆夫

◆処置具の最新情報
診療報酬からみた胆膵内視鏡手技と
　ERCP 関連手技処置具の up-to-date
祖父尼　淳ほか

◆基本編
主乳頭に対するカニュレーションの基本—スタンダード法，
　Wire-guided Cannulation 法，膵管ガイドワイヤー法—
入澤　篤志ほか

副乳頭へのカニュレーション Cannulation of the Minor Papilla
越田　真介ほか

内視鏡的乳頭括約筋切開下切石術
（Endoscopic Sphincterotomized Lithotomy：EST-L）
宮田　正年ほか

EPBD（＋EST）＋胆管結石除去
今津　博雄ほか

EPLBD（＋EST）＋胆管結石除去
糸川　文英ほか

経乳頭的胆管・膵管生検　細胞診
菅野　敦ほか

膵石除去・膵管ドレナージ
三好　広尚ほか

胆管ドレナージ（良悪性）（ENBD，PS）
岩野　博俊ほか

胆管ドレナージ（MS）
北野　雅之ほか

急性胆囊炎に対する経乳頭的胆囊ドレナージ
伊島　正志ほか

◆応用編
スコープ挿入困難例に対する対処法
潟沼　朗生ほか

プレカット
糸井　隆夫ほか

電子スコープを用いた経口胆道鏡検査
石井　康隆ほか

POCS（SpyGlass）（診断・治療）

経口膵管鏡（電子スコープ，SpyGlass）
土井　晋平ほか

内視鏡的乳頭切除術
喜多絵美里ほか

十二指腸ステンティング（ダブルステンティングも含めて）
辻　修二郎ほか

Roux-en-Y 再建術を中心とした，術後腸管再建症例に対する
　シングルバルーン内視鏡を用いた ERCP
大牟田繁文ほか

術後腸管の胆膵疾患に対するダブルバルーン内視鏡治療
殿塚　亮祐ほか

◆トラブルシューティング編
スコープ操作に伴う消化管穿孔
畑中　恒ほか

デバイス操作に伴う後腹膜穿孔—下部胆管の局所解剖も含めて—
中路　聡ほか

EST 後合併症（出血，穿孔）
片倉　芳樹ほか

胆管，膵管閉塞困難例（SSR，Rendez-vous 法）
田中　麗奈ほか

胆管内迷入ステントの回収法
窪田　賢輔ほか

胆管メタルステント閉塞（トリミング，抜去）
　—十二指腸ステントとあわせて—
岡部　義信ほか

膵管プラスチックステント迷入に対する内視鏡的回収法
濱田　毅ほか

胆管結石嵌頓
松本　和幸ほか

膵管結石嵌頓—膵管結石除去時のバスケット嵌頓に対する
　トラブルシューティング—
露口　利夫ほか

●座談会
ERCP マスターへのロードマップをこれまでどう描いてきたか，
　これからどう描いていくのか？
三村　享彦ほか
糸井　隆夫（司会），入澤　篤志，潟沼　朗生，
石田　祐介，岩崎　栄典

Vol.36 No.10 2015年10月号

特集：膵癌の浸潤・転移に関する基礎研究の最前線
　—臨床応用に向けて—
企画：清水　京子

膵癌の浸潤・転移研究の up-to-date
佐藤　賢一

膵癌における miRNA 発現と上皮間葉転換
仲田　興平ほか

癌幹細胞と上皮間葉転換
石渡　俊行

オートファジーと膵癌
今中　応亘ほか

ミエロイド細胞による膵発癌活性メカニズム
地主　将久

膵癌組織における免疫学的微小環境と予後との関係
平岡　伸介

膵癌の発癌，進展におけるインターフェロンシグナル経路の役割
眞嶋　浩聡

膵癌における骨髄由来単核球の役割
桝屋　正浩

膵癌細胞における mRNA 輸送システム
谷内　恵介

低酸素環境と膵癌—形態形成シグナル経路の関与—
大西　秀哉ほか

ビタミン D と膵癌
正宗　淳ほか

膵癌の浸潤・転移における癌微小環境の新たな役割
大内田研宙ほか

ドラッグデリバリーシステムを用いた膵癌治療
西山　伸宏ほか

●話題
膵の語源について（12）
土屋　凉一

Vol.36 No.9 2015年9月号

●連載
ちょっと気になる胆・膵画像—ティーチングファイルから—
＜第29回＞ガリウムシンチグラフィと SPECT/CT が
　多臓器病変の検出に有用だった IgG4 関連自己免疫性膵炎の1例
松坂　陽至ほか

特集：膵癌診療ガイドライン
　—グローバル・スタンダードへの潮流—
企画：高折　恭一

序文
高折　恭一

科学的根拠に基づく膵癌診療ガイドライン
　—国際化の観点からみた次回改訂の展望—
山口　幸二ほか

膵癌のバイオマーカー
濱田　晋ほか

膵癌におけるワークアップ
赤尾　潤一ほか

膵癌の外科治療：術式選択と周術期管理のエビデンス
川井　学ほか

Borderline resectable 膵癌：定義と治療戦略
尭天　一亨ほか

膵癌に対する腹腔動脈合併切除（DP-CAR）の意義：
　ガイドラインを超える治療は意義があるか？
野路　武寛ほか

膵癌に対する門脈合併切除
山田　豪ほか

膵癌に対する腹腔鏡下膵切除術
中島　洋ほか

膵癌の術前術後補助療法
元井　冬彦ほか

切除不能膵癌に対する化学療法
古瀬　純司ほか

膵癌に対する化学放射線療法
中村　晶

膵癌における胆道ドレナージ
池内　信人ほか

膵癌における十二指腸狭窄に対する治療
高原　楠昊ほか

●症例
著明な高トリグリセライド血症による重症急性膵炎を
　繰り返し発症した1例
吉岡　直輝ほか

Vol.36 No.8　2015 年 8 月号

特集：EUS 下胆道ドレナージ
〜EUS-BD の安全な導入へ向けて〜
　　　　　　　　　　　　　企画：伊佐山浩通
序文：EUS-BD の現状と展望〜 4 学会合同の提言を踏まえて〜
　　　　　　　　　　　　　　　　　伊佐山浩通
EUS-BD 開発の歴史と種類
　　　　　　　　　　　　　　　　　藤田　直孝
EUS 下胆管十二指腸吻合（EUS-CDS：EUS-guided
　choledochoduodenostomy）の適応と手技の実際
　　　　　　　　　　　　　　　　　原　和生ほか
EUS-CDS の偶発症〜対処・予防方法〜
　　　　　　　　　　　　　　　　　菅野　良秀
EUS-HGS の適応と手技の実際
　　　　　　　　　　　　　　　　　土屋　貴愛ほか
Endoscopic ultrasound-guided hepaticogastrostomy
　（EUS-HGS）の偶発症と対処・予防方法
　　　　　　　　　　　　　　　　　河上　洋ほか
EUS-BD における使用デバイスの選択
　〜超音波内視鏡，穿刺針，ガイドワイヤー，ダイレーター〜
　　　　　　　　　　　　　　　　　加藤　博也ほか
非切除悪性胆道閉塞に対する EUS-BD におけるステント選択
　　　　　　　　　　　　　　　　　中井　陽介ほか
EUS-BD の教育方法
　　　　　　　　　　　　　　　　　良沢　昭銘ほか
EUS-BD 〜antegrade technique の適応と手技の実際〜
　　　　　　　　　　　　　　　　　岩下　拓司ほか
EUS-guided rendezvous technique の適応と手技の実際
　　　　　　　　　　　　　　　　　川久保和道ほか
金属ステント留置後急性胆嚢炎に対する
　EUS 下ガイド下胆嚢ドレナージ術の有用性
　　　　　　　　　　　　　　　　　今井　元ほか
EUS-guided gallbladder drainage の適応と手技の実際
　〜胆嚢結石症による急性胆嚢炎〜
　　　　　　　　　　　　　　　　　松原　三郎ほか
●症例
磁石圧迫吻合術によって開通した肝管空腸吻合部閉塞の 1 例
　　　　　　　　　　　　　　　　　近藤　崇之ほか

Vol.36 No.7　2015 年 7 月号

●連載
ちょっと気になる胆・膵画像—ティーチングファイルから—
＜第 28 回＞腎細胞癌の膵転移に対し膵全摘を行った 1 例
　　　　　　　　　　　　　　　　　野田　佳史ほか
特集：膵における超音波検査を今見直す
　　　　　　　　　　　　　企画：渡邊　五朗
ルーチン検査に応用する膵臓の超音波走査法
　　　　　　　　　　　　　　　　　鶴岡　尚志ほか
体外式膵超音波走査法の工夫（膵精密エコー法）
　　　　　　　　　　　　　　　　　蘆田　玲子ほか
膵 EUS 走査法のコツと描出限界について
　　　　　　　　　　　　　　　　　花田　敬士ほか
超音波による膵癌検診—腹部超音波検診判定マニュアル—
　　　　　　　　　　　　　　　　　岡庭　信司ほか
人間ドック超音波検査でみられる膵病変とそのフォローアップ
　—当院での現状—
　　　　　　　　　　　　　　　　　小山里香子ほか
膵嚢胞に対する超音波検査の意義と経過観察基準
　　　　　　　　　　　　　　　　　大野栄三郎ほか
EUS による IPMN 手術適応基準と経過観察フローの実際
　　　　　　　　　　　　　　　　　松原　三郎ほか
「膵癌超音波診断基準」の役割と今後の展望
　　　　　　　　　　　　　　　　　河合　学ほか
急性膵炎における超音波検査の意義と限界
　　　　　　　　　　　　　　　　　阪上　順一ほか
慢性膵炎診療における体外式超音波検査の意義
　　　　　　　　　　　　　　　　　星　恒輝ほか
自己免疫性膵炎と膵癌の超音波鑑別診断の実際
　　　　　　　　　　　　　　　　　関口　隆三
膵腫瘍性病変における造影 US（体外式）による鑑別診断
　　　　　　　　　　　　　　　　　大本　俊介ほか
膵腫瘍性病変における造影 EUS による鑑別診断
　　　　　　　　　　　　　　　　　菅野　敦ほか
膵病変に対する EUS-elastography の実際と展望
　　　　　　　　　　　　　　　　　殿塚　亮祐ほか
体外式 US 下膵生検の現状
　　　　　　　　　　　　　　　　　山口　武人ほか
膵癌に対する EUS-FNA：成績（診断能・適応）
　と精度確保のための条件
　　　　　　　　　　　　　　　　　稗田　信弘ほか

Vol.36 No.6　2015 年 6 月号

特集：膵内分泌腫瘍の診断・治療の新展開
　　　　　　　　　　　　　企画：伊藤　鉄英
巻頭言：日本における膵内分泌腫瘍の新たな展開
　　　　　　　　　　　　　　　　　伊藤　鉄英
Akt 抑制遺伝子である *PHLDA3* は膵神経内分泌腫瘍の
　新規癌抑制遺伝子である
　　　　　　　　　　　　　　　　　陳　妤ほか
膵内分泌腫瘍における遺伝子変異とゲノム研究の成果
　　　　　　　　　　　　　　　　　谷内田真一
膵内分泌腫瘍における EUS-FNA の役割と遺伝子変異診断
　　　　　　　　　　　　　　　　　吉田　司ほか
細胞増殖能の高い NET—G3—高分化型神経内分泌腫瘍（いわゆる
　NET G3）と低分化型神経内分泌癌（PDNEC）—
　　　　　　　　　　　　　　　　　笠島　敦子ほか
膵内分泌腫瘍における血中クロモグラニン A の有用性とピットフォール
　　　　　　　　　　　　　　　　　肱岡　真之ほか
膵内分泌腫瘍における標識オクトレオチドを用いた核医学診断
　　　　　　　　　　　　　　　　　窪田　和雄
切除不能膵内分泌腫瘍（NET G1/G2）および膵内分泌癌（NEC）
　治療の今後の展望〜国内外で進行中の治験の動向を含めて〜
　　　　　　　　　　　　　　　　　森実　千種
切除不能膵内分泌腫瘍に対する
　ペプチド受容体放射核種療法（PRRT）
　　　　　　　　　　　　　　　　　小林　規俊ほか
膵内分泌腫瘍に対するリンパ節郭清の意義
　　　　　　　　　　　　　　　　　木村　英世ほか
膵内分泌腫瘍における鏡視下手術の現状と適応
　　　　　　　　　　　　　　　　　工藤　篤ほか
膵内分泌腫瘍の肝転移に対する外科切除の現状
　　　　　　　　　　　　　　　　　青木　琢ほか
膵内分泌腫瘍の肝転移に対する血管内治療の有用性
　　　　　　　　　　　　　　　　　増井　俊彦ほか
日本神経内分泌腫瘍研究会（JNETS）の発足と NET 登録の開始
　　　　　　　　　　　　　　　　　今村　正之
●連載
その「世界」の描き方＜第 8 回＞—山雄　健次先生
　　　　　　　　　　　　　　　　　福嶋　敬宜
●症例
腹腔鏡下胆嚢摘出後に敗血症による門脈血栓症を認めた 1 例
　　　　　　　　　　　　　　　　　熊野健二郎ほか
術前 DIC-CT で副肝管の存在を診断し安全に腹腔鏡下胆嚢摘出術が
　施行された 1 症例
　　　　　　　　　　　　　　　　　久光　和則ほか

Vol.36 No.5　2015 年 5 月号

●連載
ちょっと気になる胆・膵画像—ティーチングファイルから—
＜第 27 回＞膵破骨細胞型巨細胞癌の 1 例
　　　　　　　　　　　　　　　　　金親　克彦ほか
特集：Borderline resectable 膵癌の最前線
—診断・治療法はどう変わったか—
　　　　　　　　　　　　　企画：山上　裕機
疾患概念：Borderline resectable（BR）膵癌とは何か？
　　　　　　　　　　　　　　　　　高山　敬子ほか
BR 膵癌の CT 画像診断
　　　　　　　　　　　　　　　　　戸島　史仁ほか
BR 膵癌の切除可能性をどのように決定するか？
　　　　　　　　　　　　　　　　　元井　冬彦ほか
BR 膵癌に対する術前補助化学療法
　　　　　　　　　　　　　　　　　井岡　達也
BR 膵癌に対する術前化学放射線療法の意義
　　　　　　　　　　　　　　　　　江口　英利ほか
術前化学療法・化学放射線療法の病理学的効果判定をめぐって（R0
　判定をめぐって）
　　　　　　　　　　　　　　　　　古川　徹ほか
BR 膵癌に対する IMRT
　　　　　　　　　　　　　　　　　中村　晶ほか
Borderline resectable 膵癌に対する重粒子線治療の有用性
　　　　　　　　　　　　　　　　　山田　滋ほか
BR 膵癌に対する膵頭十二指腸切除術—門脈合併切除をめぐって—
　　　　　　　　　　　　　　　　　村田　泰洋ほか
肝動脈合併切除・再建を伴う膵切除術の意義
　　　　　　　　　　　　　　　　　天野　良亮ほか
BR 膵体尾部癌の手術—腹腔動脈合併切除の意義—
　　　　　　　　　　　　　　　　　岡田　健一ほか
Borderline resectable 膵癌の術後補助療法をどうするか？ 切
　除可能膵癌との違いは？
　　　　　　　　　　　　　　　　　古瀬　純司
●連載
その「世界」の描き方＜第 7 回＞—白鳥　敬子先生
　　　　　　　　　　　　　　　　　福嶋　敬宜
●総説
家族性膵癌と遺伝性膵癌症候群：ハイリスク個人に対するスクリー
　ニングについて
　　　　　　　　　　　　　　　　　橋本　直樹

Vol.36 No.4　2015 年 4 月号

特集：胆膵 EUS-FNA のエビデンス 2015―この 5 年間の進歩―
企画：糸井　隆夫

序文
糸井　隆夫

EUS-FNA 関連手技の機器と処置具の進歩
岡部　義信ほか

膵実質性腫瘍診断
宇野　耕治ほか

EUS-FNA による膵嚢胞性腫瘍診断
鎌田　研ほか

胆道疾患に対する EUS-FNA 2015
肱岡　範ほか

転移巣（肝，副腎，リンパ節など）に対する EUS-FNA
田場久美子ほか

EUS-FNA 検体を用いた分子生物学解析
末吉　弘尚ほか

膵炎に合併した膵周囲液体貯留に対する EUS ガイド下ドレナージ術
山部　茜子ほか

膵管ドレナージ
潟沼　朗生ほか

胆管ドレナージおよびランデブー法
土屋　貴愛ほか

急性胆嚢炎に対する EUS 下胆嚢ドレナージ術
伊藤　啓ほか

腹腔神経叢/神経節ブロック
土井　晋平ほか

血管内治療
岩井　知久ほか

Intereventional EUS の手技を用いた抗腫瘍療法
大野栄三郎ほか

EUS ガイド下胃空腸吻合術
糸井　隆夫ほか

●座談会
胆膵 EUS-FNA のエビデンス 2015―この 5 年間の進歩―
糸井　隆夫，山雄　健次，真口　宏介，入澤　篤志

●症例
画像所見から胆嚢癌を疑った黄色肉芽腫性胆嚢炎の 1 例
岩谷　慶照ほか

胆管炎を契機に発見された膵 solid-pseudopapillary neoplasm の 1 例
徳丸　哲平ほか

Vol.36 No.3　2015 年 3 月号

●連載
ちょっと気になる胆・膵画像―ティーチングファイルから―
<第 26 回>総胆管内腫瘍栓を伴った膵神経内分泌癌の 1 例
芝本健太郎ほか

特集：進行膵・胆道癌における血管合併切除の諸問題
企画：宮崎　勝

序文
宮崎　勝

肝内胆管癌の下大静脈浸潤に対する合併切除
有泉　俊一ほか

肝内胆管癌の肝静脈合併切除
阪本　良弘ほか

肝門部領域胆管癌における門脈浸潤例の切除戦略
益田　邦洋ほか

肝門部領域胆管癌における肝動脈浸潤例の切除戦略
杉浦　禎一ほか

肝門部領域癌における門脈・肝動脈浸潤例の切除戦略
水野　隆史ほか

胆嚢癌における右肝動脈浸潤例の切除戦略
島田　和明ほか

胆嚢癌・遠位胆管癌における門脈浸潤例の切除戦略
三浦　文彦ほか

膵癌における高度門脈浸潤例の切除戦略
藤井　努ほか

膵癌における腹腔動脈幹周囲浸潤例の切除戦略
市之川正臣ほか

膵癌における総肝動脈浸潤例の治療戦略
菱沼　正一ほか

膵癌における上腸間膜動脈浸潤例の治療戦略
田島　秀浩ほか

膵頭十二指腸切除時の replaced 右肝動脈に対する戦略
吉富　秀幸ほか

動脈の解剖学的特徴に基づく腹腔動脈合併膵体尾部切除術
岡田　健一ほか

腹腔動脈根部の高度狭窄・閉塞例における膵頭十二指腸切除術の治療戦略
山田　大輔ほか

●症例
膵粘液性嚢胞腫瘍との鑑別が困難であった膵リンパ上皮嚢胞の 1 例
寺田　卓郎ほか

膵貯留性嚢胞に合併した脂肪酸カルシウム石の 1 例
鈴木　範明ほか

Vol.36 No.2　2015 年 2 月号

特集：膵・胆道癌診療の新時代へ―診断と治療の新たな展開―
企画：古瀬　純司

膵癌の新しい腫瘍マーカーによる早期診断
山田　哲司

セルフチェック可能な膵癌診断法の開発―メタボローム解析を用いた膵癌へのアプローチ―
砂村　眞琴ほか

何故，牛蒡子か？
池田　公史ほか

膵癌に対する標的化腫瘍溶解ウイルス療法の開発
青木　一教

膵癌における IL-6 の発現と治療応用
光永　修一ほか

膵癌に対する新しい免疫療法の展望
大熊（住吉）ひとみほか

次世代シークエンサーを用いた膵癌遺伝子プロファイリング
林　秀幸ほか

胆管癌における FGFR2 融合遺伝子発現の臨床的意義
柴田　龍弘

胆道癌における増殖シグナル伝達因子の発現と遺伝子変異の多様性―KRAS 変異，HER2 過剰発現の胆道癌バイオマーカーとしての可能性―
横山　政明ほか

胆管癌に血管新生阻害薬あるいは EGFR 阻害薬は有効か―前臨床試験からの可能性―
高橋　裕之ほか

胆道癌に血管新生阻害薬は有効か―臨床試験からの可能性―
古瀬　純司

癌免疫学の進歩と膵・胆道癌に対する癌免疫療法の展望
西田　純幸

●症例
CA19-9 高値を契機に EUS-FNAB にて確定診断の得られた TS-1 膵癌の 1 例
野村　佳克ほか

下部胆管 mixed adenoneuroendocrine carcinoma の 1 例
和久　利彦ほか

まれな成人発症 nesidioblastosis の 1 例
石川　忠則ほか

Vol.36 No.1　2015 年 1 月号

●連載
ちょっと気になる胆・膵画像―ティーチングファイルから―
<第 25 回>膵神経鞘腫の 1 例
一条　祐輔ほか

●特別企画
―平成 27 年― 胆・膵領域はこう展開する
胆と膵編集委員会編

特集：進展度に応じた胆嚢癌の治療戦略
企画：天野　穂高

胆道癌全国登録データより見た胆嚢癌の動向
石原　慎ほか

進行度から見た胆嚢癌の病理学的特徴
鬼島　宏ほか

US，EUS による胆嚢癌進展度診断
菅野　良秀ほか

MDCT, MRI による胆嚢癌進展度診断
蒲田　敏文ほか

FDG-PET による胆嚢癌進展度診断
小林　省吾ほか

胆嚢癌に対する腹腔鏡下胆嚢全層切除―剥離層の組織学的検討―
本田　五郎ほか

pT2 胆嚢癌に対する至適術式の検討―肝切除範囲，胆管切除―
堀口　明彦ほか

リンパ節転移からみた胆嚢癌の治療成績
坂田　純ほか

進行胆嚢癌に対する肝葉切除の適応と限界
江畑　智希ほか

進行胆嚢癌に対する膵頭十二指腸切除の適応と限界
樋口　亮太ほか

コンバージョン手術が可能であった局所進行切除不能胆嚢癌の検討
加藤　厚ほか

胆嚢癌術後化学療法の現状と展望
中山　雄介ほか

●症例
膵頭十二指腸切除後の膵空腸吻合部狭窄に対して膵管空腸側々吻合を行った 1 例
鹿股　宏之ほか

主膵管と交通した膵漿液性嚢胞腫瘍の 1 例
岩本　明美ほか

投　稿　規　定

　本誌は原則として胆道,膵臓,消化管ホルモンに関する論文で,他誌に発表されていないものを掲載します。

A. 研究論文

1. 原稿は,400字詰原稿用紙25枚以内におまとめ願います。

　　文献,図(写真含む),表もこの枚数に含まれます。写真は手札以上の大きさにプリントした鮮明なものに限ります。図,表が入る際は,大,小について下記のごとく25枚より差し引いて下さい。

　　　　図,表は1枚につき大は原稿用紙1枚
　　　　　　　〃　　　　小は　〃　　半枚

2. 原稿には**表題の英訳,著者全員の氏名および
ローマ字名,所属,主著者の連絡先**(〒,住所,電話,e-mail)を記入して下さい。また,Key words(4語以内,和・洋語は問いません)をつけて下さい。

3. 形式は緒言,対象および方法,結果,考察,結語,参考文献の順序にして下さい。

4. ワードプロセッサーを使用する場合は,20字×20行に印字して下さい。

5. 原稿は楷書,横書,新かなづかいとし,欧文文字はタイプするか,活字体で書いて下さい。

　　欧文の書き方は,普通名詞については文頭は大文字,文中は小文字,固有名詞については大文字でお願いします。

　　薬品名は一般名を原則とします。

　　なお,用語やかなづかいは編集の際に訂正することもあります。

6. 図,表は文中および欄外に挿入箇所を明記して下さい。**図表の説明は和文で別紙にまとめて記載**して下さい。写真はすべてモノクロとしカラー写真は原則として挿入しません。とくに掲載希望の場合は実費をいただきます。

7. 参考文献は,文中に引用順に肩付き番号をつけ,本文の末尾に番号順におまとめ下さい。

　　複数の著者名の場合は3名までを記載し,ほかあるいはet al. とすること。

〈雑誌の場合〉

　　著者名:題名. 雑誌名　巻:頁(始め―終わり),発行年.

　　例1) 乾　和郎,中澤三郎,芳野純治,ほか:十二指腸乳頭炎の診断. 胆と膵21:109-113, 2000.

　　例2) Hunter JG:Avoidance of bile duct injury during laparoscopic cholecystectomy. Am J Surg 162:71-76, 1991.

〈書籍・単行本の場合〉

　　著者名:題名. 書名, 編集者名, 版, 頁(始め―終わり), 発行所, 発行地(外国のみ), 発行年.

　　例1) 小川　薫,有山　襄:胆嚢癌の早期診断―X線検査法を中心に―. 早期胆嚢癌,中澤三郎,乾和郎編集, 68-79, 医学図書出版, 1990.

　　例2) Berk JE, Zinberg SS:Emphysematous cholecystitis. Bockus Gastroenterology, (Berk JK), 4th ed., 3610-3612, WB Saunders Company, Philadelphia, 1985.

8. 著者校正は初校のみと致します。

9. 原稿の採否および掲載号は編集委員会におまかせ願います。

10. 掲載原稿には,掲載誌1部と別冊30部を贈呈します。別冊30部以上は実費をいただきます。必要別冊部数を校正時にお知らせ下さい。

11. 投稿原稿には,必ずコピーを1通とデータ(CD-R等)をつけること。

12. 上記の規格内のものは無料掲載致します。

B. 特集,総説,話題,症例,技術の工夫,手術のコツ,文献紹介,学会印象記,見聞記,ニュース(地方会日程など),質疑応答,読者の声

1. 総説,話題論文も投稿規定に準ずる。

2. 症例,技術の工夫,手術のコツは400字詰原稿用紙20枚以内(図,表を含む)におまとめ下さい。

　　原稿には**表題の英訳,著者全員の氏名および
ローマ字名,所属,主著者の連絡先**(〒,住所,電話,e-mail)を記入して下さい。また,Key words(4語以内,和・洋語は問いません)をつけて下さい。

3. ニュース,質疑応答,または読者の声は2枚以内(図,表なし)におまとめ下さい。採否は編集委員会の議を経て決定します。なお,投稿者の主旨を曲げることなく文章を変更することもありますのでご了承下さい。

◆研究・症例・総説・話題・技術の工夫は具体的に内容がわかるような要約を400字以内で必ずお書き下さい。

〈原稿送付先〉　医学図書出版株式会社「胆と膵」編集部

〒113-0033 東京都文京区本郷 2-27-18 本郷 BN ビル 2F

TEL. 03-3811-8210㈹　　FAX. 03-3811-8236

E-mail:tantosui@igakutosho.co.jp